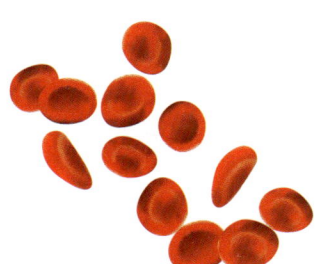

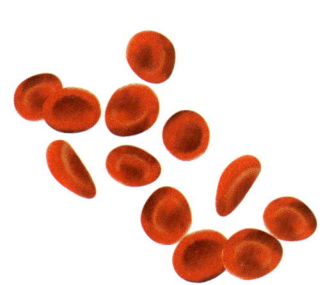

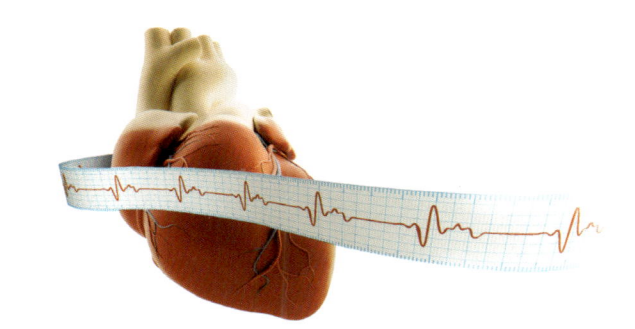

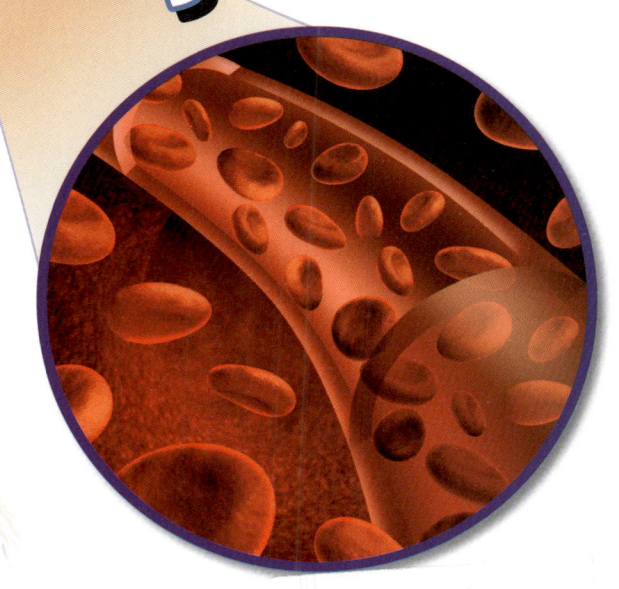

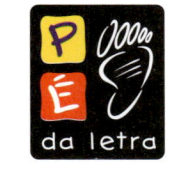

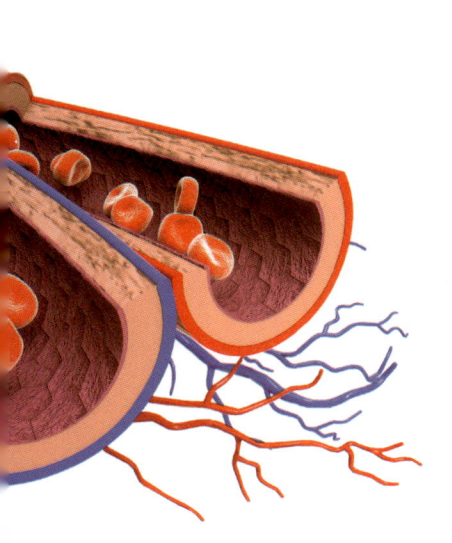

Circulação & Respiração

Curiosidades do Corpo Humano

Todos os direitos desta edição reservados para
Editora Pé da Letra
www.pedaletraeditora.com.br
(11) 3733-0404 / 3687-7198

Copyright © Om Books International 2016

Direção Editorial
James Misse

Diagramação, tradução e revisão de texto
/aeagraphicstudio

Equipe Editorial
Andressa Maltese
Leonardo Malavazzi
Nilce Bechara
Marcelo Montoza

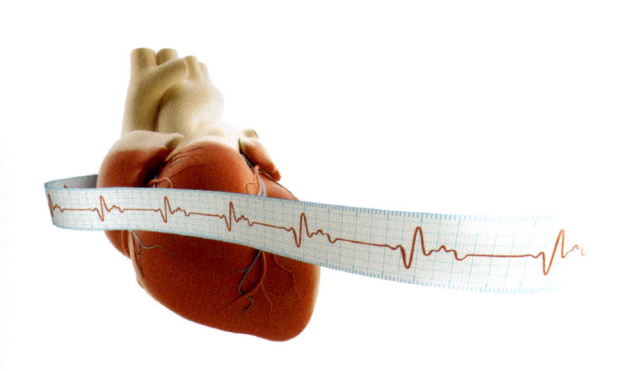

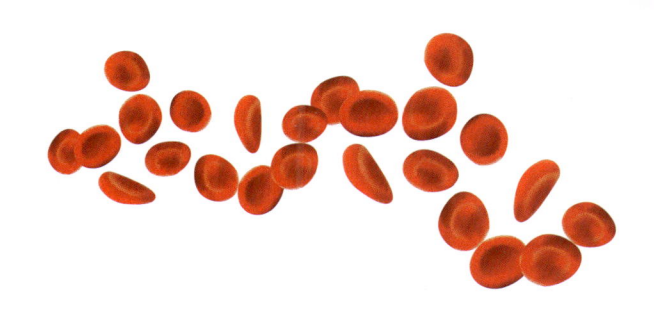

Índice

Circulação 4

Respiração 18

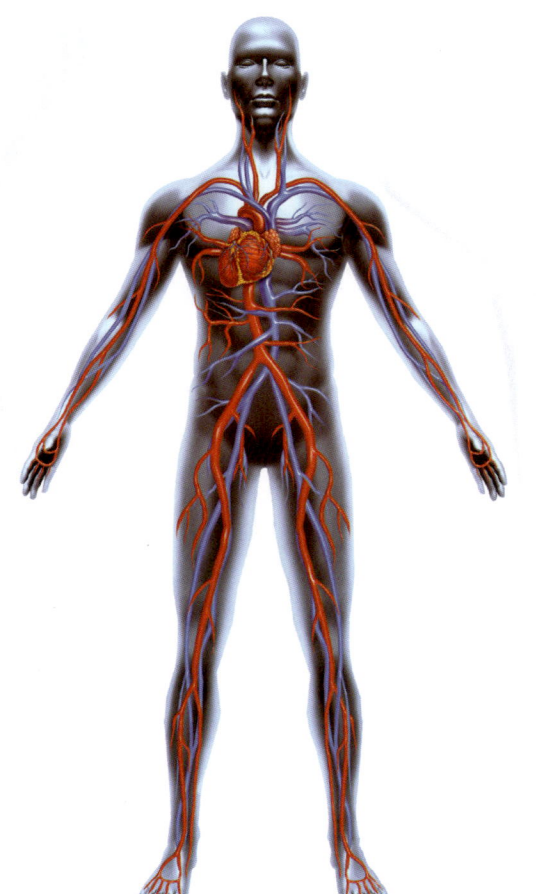

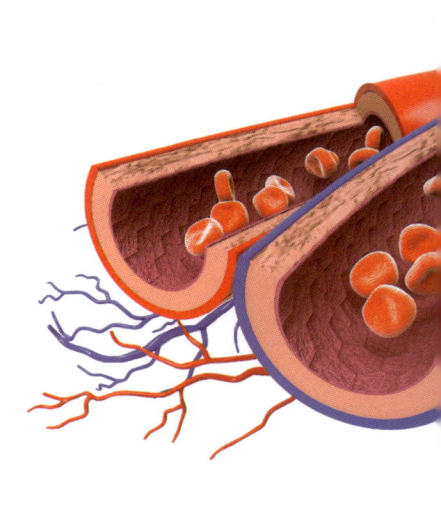

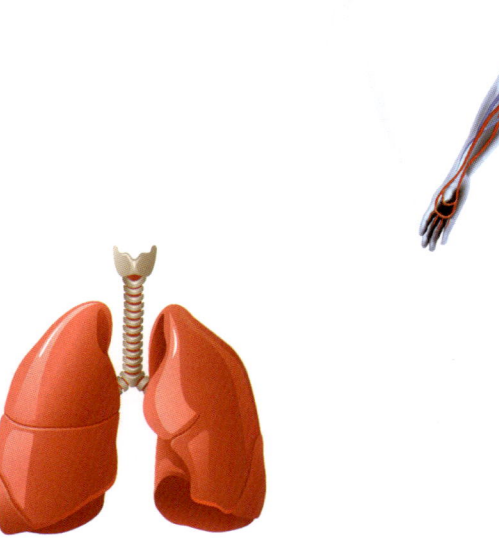

O corpo forma coágulos de sangue para evitar a perda de sangue após uma lesão

Nós sangramos quando nos machucamos, mas depois de algum tempo a ferida para de sangrar. Isso ocorre porque um coágulo é formado para evitar a perda de sangue. As plaquetas no sangue se unem e formam um revestimento que interrompe a hemorragia. Ao mesmo tempo, uma sequência de complexos eventos químicos no sangue leva à produção de longos fios de uma proteína chamada fibrina. Esses fios combinam-se com as plaquetas para formar um coágulo de gel que se solidifica lentamente. Depois da recuperação dos vasos sanguíneos que se romperam, o coágulo sólido se dissolve no sangue.

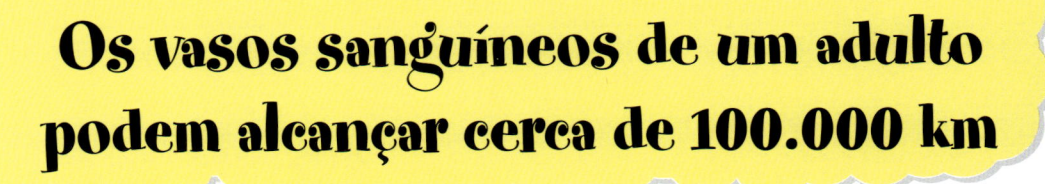

Os vasos sanguíneos de um adulto podem alcançar cerca de 100.000 km

Caso as artérias, os vasos capilares e as veias de um adulto fossem esticados de ponta a ponta, eles se estenderiam por aproximadamente 100 mil quilômetros. Os vasos capilares, os menores e mais estreitos dos vasos sanguíneos, constituiriam aproximadamente 80% desse comprimento. Levando em conta que a circunferência da Terra mede cerca de 40 mil quilômetros, pode-se afirmar que os vasos sanguíneos podem dar duas voltas e meia ao redor do planeta. As grossas paredes das artérias asseguram que a pressão do sangue bombeado pelo coração não afete os órgãos circunvizinhos. As veias, por sua vez, possuem válvulas que fazem o sangue fluir em uma única direção, ou seja, de volta para o coração.

Os glóbulos vermelhos precisam se espremer através dos vasos capilares

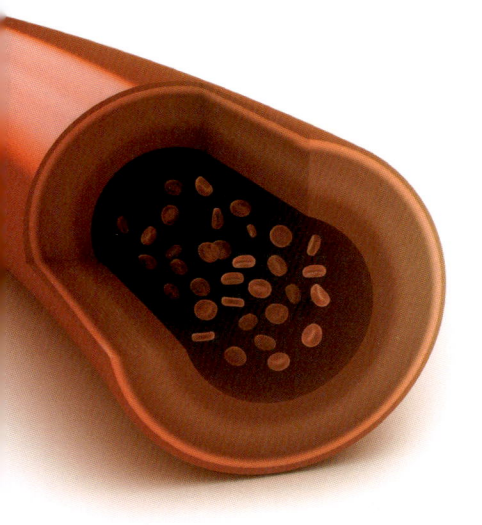

Os vasos capilares são minúsculos. Eles medem cerca de 8 micrômetros, ou seja, 1/3000 de uma polegada de diâmetro, ou cerca de um décimo do diâmetro de um cabelo humano.

Os glóbulos vermelhos possuem quase o mesmo tamanho dos vasos capilares através dos quais viajam. Por conta disso, eles precisam se mover em uma única direção formando uma espécie de "fila indiana". No entanto, alguns vasos capilares são ligeiramente menores em diâmetro do que as células do sangue. Assim, as células precisam alterar a sua forma para conseguir atravessá-los.

Viver no espaço durante muito tempo pode afetar negativamente nosso sistema cardiovascular

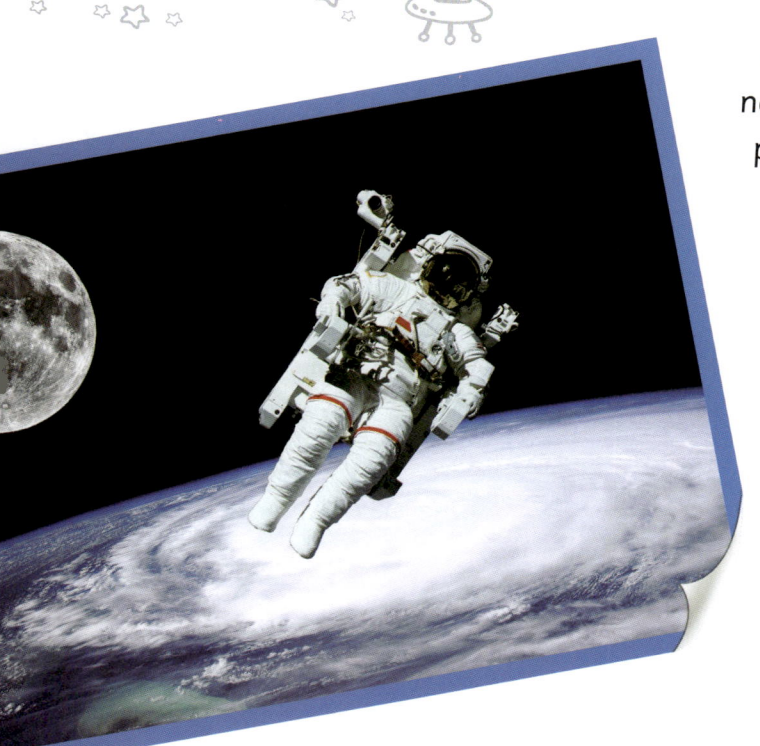

Na Terra, o sangue tende a se acumular nas pernas por causa da gravidade. As veias em nossas pernas possuem válvulas para que o sangue flua de volta para o coração. No espaço, entretanto, nosso corpo funciona de maneira diferente. Devido à ausência de gravidade, o sangue se acumula no peito e na cabeça. Esse fenômeno é chamado de deslocamento de líquidos e faz com que os astronautas fiquem de nariz entupido, sintam dores de cabeça e sofram de inchaço no rosto. O coração torna-se maior do que o normal para suportar o aumento do fluxo sanguíneo na região do tórax.

O sangue é vermelho por causa da hemoglobina

A cor vermelha se deve à hemoglobina

Os glóbulos vermelhos contêm a proteína hemoglobina, que ajuda a levar o oxigênio dos pulmões para o resto do corpo. É a hemoglobina que dá a cor vermelha ao sangue. Vejamos como isso acontece. Uma molécula de hemoglobina contém quatro átomos de ferro ligados em um anel de átomos de carbono chamado porfirina. O ferro liga-se ao oxigênio e auxilia em seu transporte. A hemoglobina, uma vez oxigenada, absorve a luz azul e reflete a luz vermelha, assumindo, assim, a cor vermelha. A intensidade da "vermelhidão" da hemoglobina depende do oxigênio ligado a ela. A hemoglobina sem oxigênio (sangue nas veias) é vermelho-escuro, enquanto a hemoglobina oxigenada é vermelho-vivo.

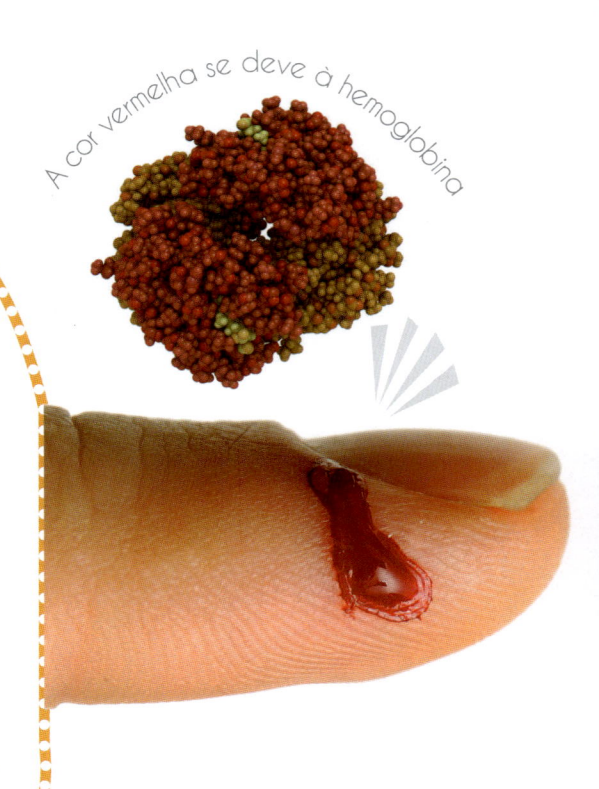

Seres vivos grandes possuem frequência cardíaca mais baixa

Em humanos e em todo o reino animal, o ritmo cardíaco está inversamente relacionado com o tamanho do corpo. Isso significa que, quanto maior for o animal, mais lento é seu ritmo cardíaco em repouso. Um humano adulto em repouso tem uma frequência cardíaca média de 75 batimentos por minuto, a mesma de uma ovelha adulta. Por outro lado, o coração de uma baleia-azul — que é do tamanho de um automóvel — bate somente cinco vezes por minuto. Uma víbora, por sua vez, possui uma frequência cardíaca de cerca de 1.000 batidas por minuto devido ao seu tamanho.

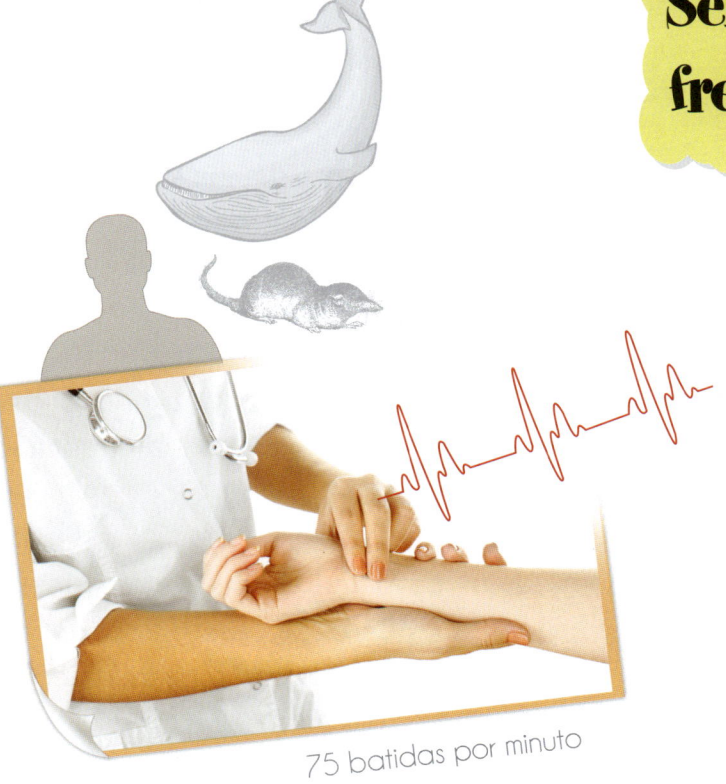

75 batidas por minuto

As pessoas estudam o sistema cardiovascular há séculos

Os primeiros escritos conhecidos sobre o sistema cardiovascular aparecem no Papiro de Ebers, um documento médico egípcio datado do século XVI a.C. Eles descrevem uma ligação fisiológica entre o coração e as artérias e indicam que, depois de uma pessoa aspirar o ar com os pulmões, o ar vai para o coração e, em seguida, flui para as artérias. Na verdade, os antigos egípcios eram cardiocêntricos. Eles acreditavam que o coração — e não o cérebro — era a fonte das emoções, da sabedoria e da memória. Quando mumificavam os corpos, eles removiam e armazenavam o coração e outros órgãos e descartavam o cérebro.

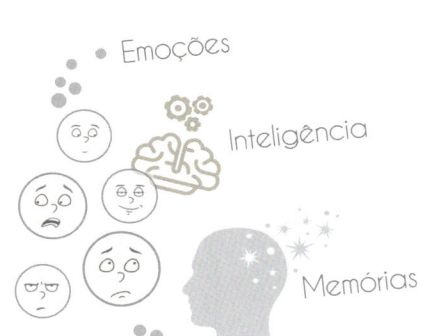

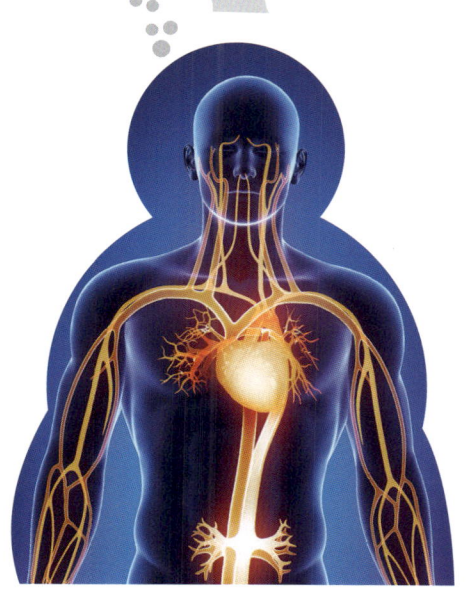

Durante 1.500 anos os médicos em geral não conheciam a estrutura correta do sistema cardiovascular

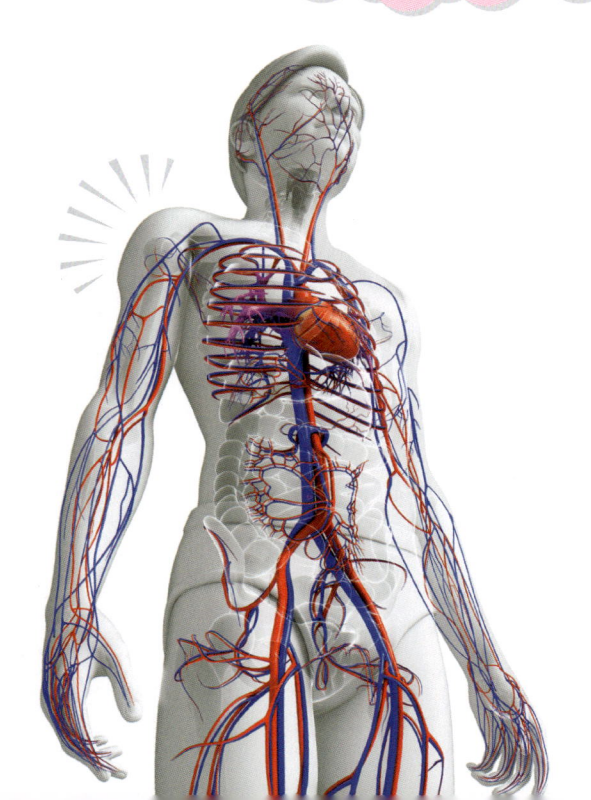

Durante o século II, o médico e filósofo grego Galeno de Pérgamo propôs uma descrição aceitável do sistema cardiovascular. Ele reconheceu que o sistema demandava sangue venoso e purificado e que consistia não em um, mas em dois sistemas de sentido único para distribuição do sangue. Ele acreditava que o fígado produzia o sangue venoso e o coração sugava esse sangue, em vez de bombeá-lo. A teoria de Galeno foi popular na medicina ocidental até o século XVII, quando o médico inglês William Harvey descreveu corretamente o sistema cardiovascular. Harvey calculou que a quantidade de sangue bombeada pelo coração em uma hora era igual a três vezes o peso de um adulto. Ele publicou suas descobertas em 1628.

Transporte de oxigênio

Os glóbulos vermelhos são também conhecidos como hemácias ou eritrócitos. Eles são o tipo mais comum de células sanguíneas e constituem cerca de 45% do volume total do sangue. Os eritrócitos são produzidos dentro da médula óssea vermelha a partir de células-tronco em um índice extremamente alto — cerca de dois milhões de células por segundo. A forma dos eritrócitos é bicôncava, sendo que o seu centro é a parte mais fina. Esse formato único propociona uma grande área de superfície para absorção de oxigênio e permite aos eritrócitos passarem pelos estreitos vasos capilares.

Ao contrário da maioria das células do corpo, os glóbulos vermelhos não possuem núcleo. Com a ausência dessa grande estrutura interna, cada célula vermelha do sangue tem mais espaço para transportar o oxigênio que o corpo necessita. No entanto, sem um núcleo, as células não podem se dividir ou sintetizar novos componentes celulares. Depois de circular dentro do corpo por cerca de 120 dias, um glóbulo vermelho do sangue vai morrer de envelhecimento ou por algum dano. Por conta disso, a medula óssea está constantemente fabricando novos glóbulos vermelhos para substituir os que morrem. Os eritrócitos transportam oxigênio no sangue por meio de um pigmento vermelho denominado hemoglobina.

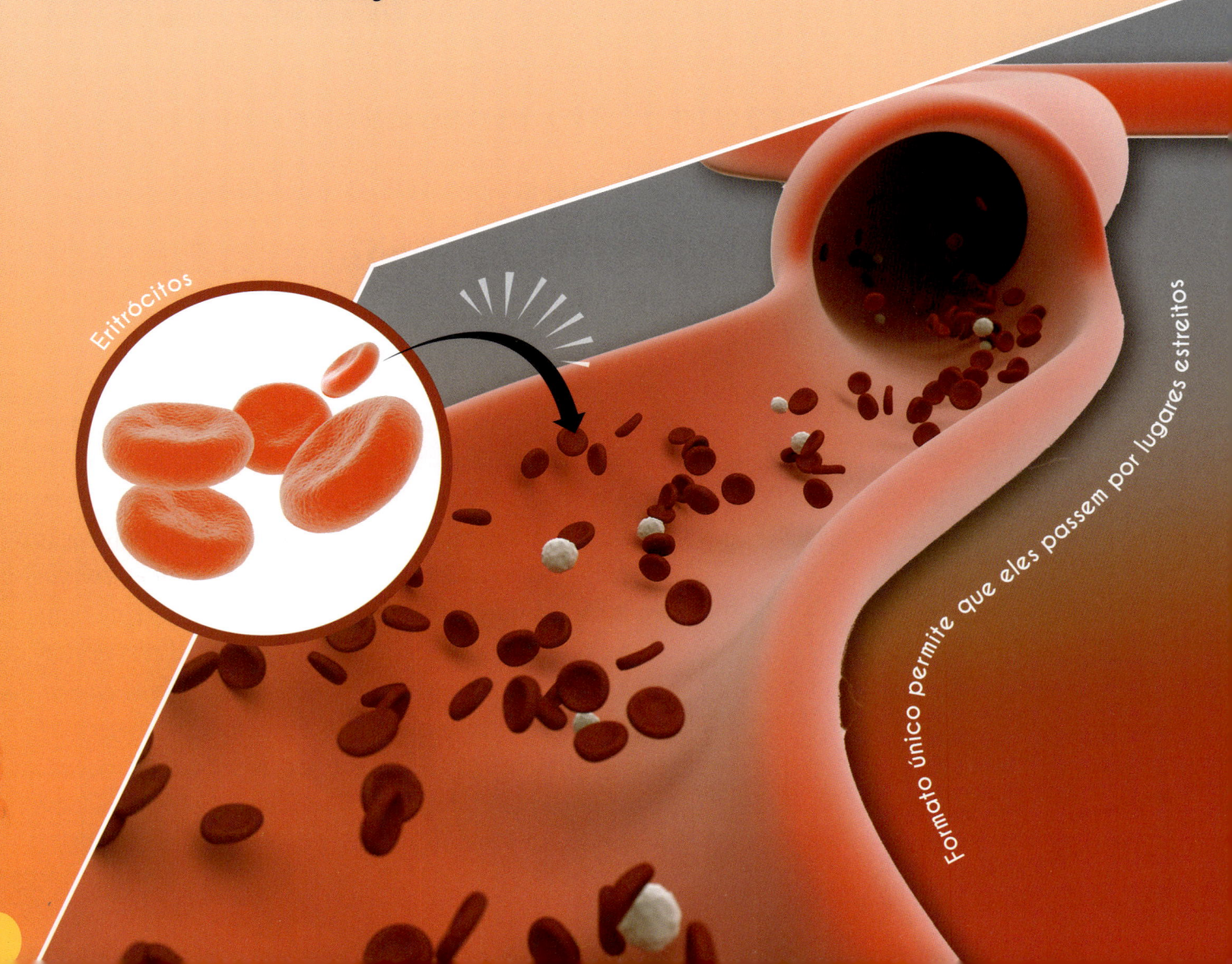

Eritrócitos

Formato único permite que eles passem por lugares estreitos

Uma gota de sangue possui cerca de 5 milhões de glóbulos vermelhos

Os glóbulos vermelhos são muito mais comuns do que outros elementos do sangue, como os glóbulos brancos. Há cerca de 5 milhões de glóbulos vermelhos, 500 mil plaquetas e 7 mil glóbulos brancos em uma gota de sangue. Em um teste de contagem de glóbulos vermelhos, o resultado é indicado por milímetro cúbico de sangue. Os valores de células vermelhas no sangue considerados normais são de 4,6 – 6,0 milhões para os homens e de 4,2 – 5,0 milhões para as mulheres

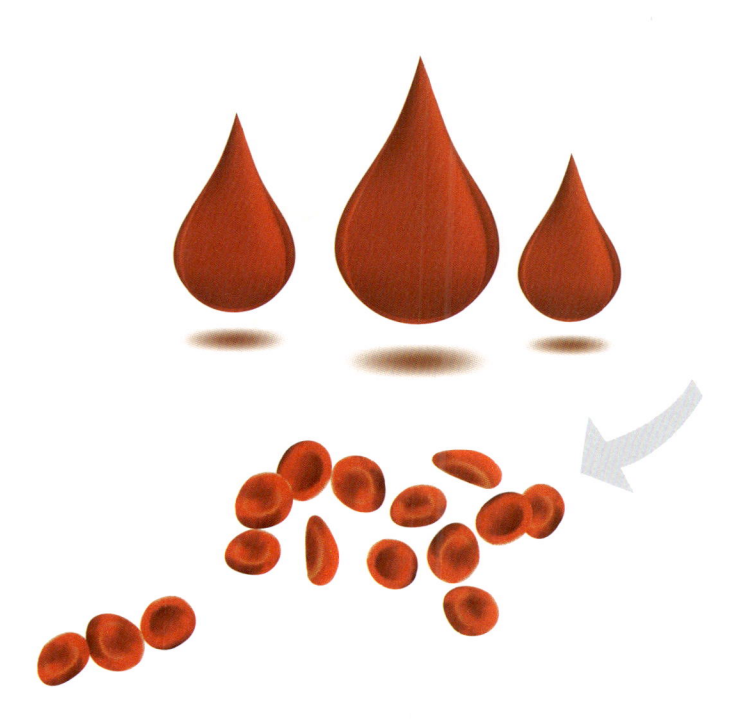

Morrem e nascem 2 milhões de glóbulos vermelhos a cada segundo

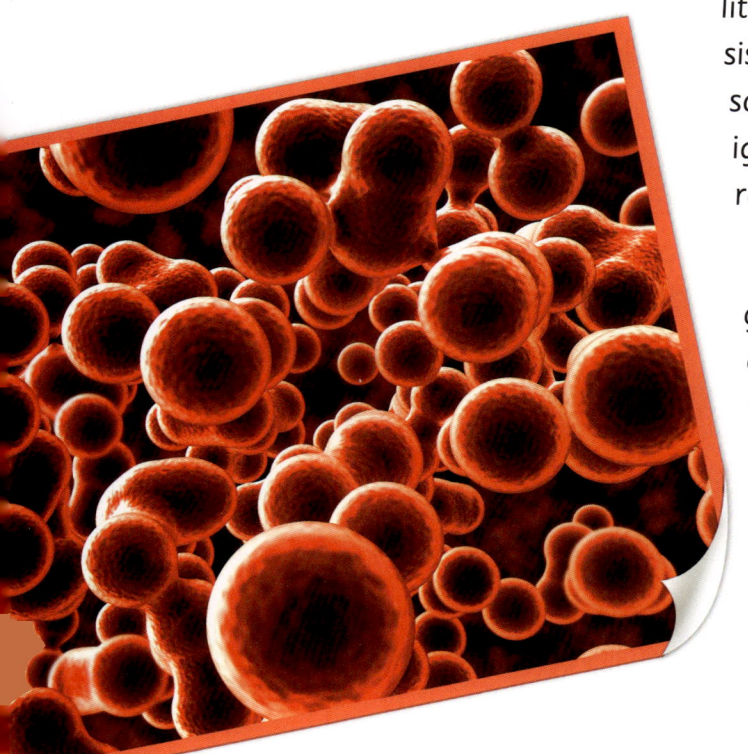

Em média, o corpo humano possui por volta de 5 litros de sangue continuamente viajando através do sistema cardiovascular. A torneira da cozinha precisaria ficar aberta durante pelo menos 45 anos para igualar a quantidade de sangue bombeado pelo coração em um tempo médio de vida.

Nossa medula óssea produz cerca de 2 milhões de glóbulos vermelhos por segundo. A produção desses eritrócitos é chamada de eritropoiese. Cada glóbulo vermelho vive por apenas 120 dias. Um glóbulo vermelho danificado não consegue se recuperar, pois não é capaz de produzir proteínas devido à falta de um núcleo. A cada segundo, cerca de dois milhões de células vermelhas do sangue morrem no baço.

Os glóbulos vermelhos circulam 75.000 vezes pelo corpo inteiro

Os glóbulos vermelhos circulam por qualquer parte do sangue durante os 100/120 dias em que permanecem no corpo de um adulto ou os 80/90 dias em que permanecem no corpo de uma criança. Durante o período de vida de um glóbulo vermelho, ele viaja 75.000 vezes através de todo o corpo. Eles são incapazes de funcionar corretamente à medida que envelhecem, por isso são eliminados da corrente sanguínea por macrófagos num processo contínuo de eliminação do sangue. Os macrófagos são um tipo de célula branca do sangue que come bactérias e outras substâncias, como células mortas. Os macrófagos da medula óssea, do fígado e do baço são responsáveis por remover os glóbulos vermelhos.

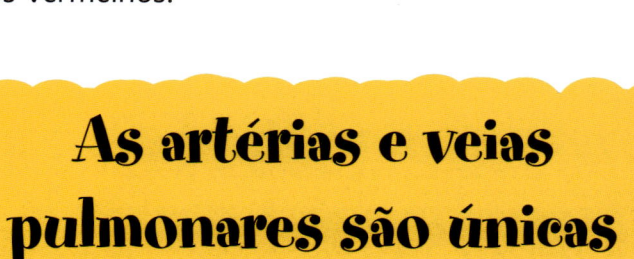

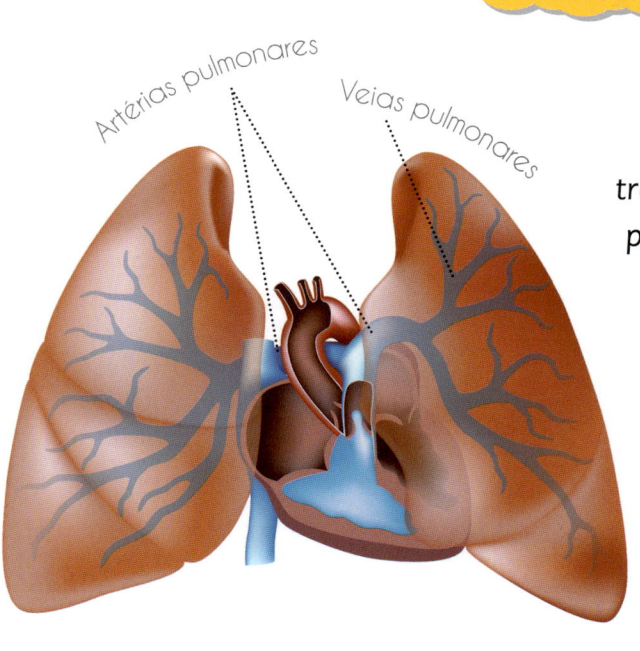

As artérias e veias pulmonares são únicas

Artérias pulmonares

Veias pulmonares

A artéria pulmonar transporta o sangue do coração para os pulmões. Ela é única porque, diferente de outras artérias que levam o sangue oxigenado do coração para diversas regiões do corpo, ela leva sangue desoxigenado para os pulmões. Assim, o sangue, ricamente oxigenado depois de passar pelos pulmões, é levado de volta para o átrio esquerdo do coração pelas veias pulmonares. As veias pulmonares também são únicas, pois, ao contrário de outras veias que carregam sangue desoxigenado pelo corpo, elas transportam sangue oxigenado para o coração.

Nosso corpo produz 200 bilhões de plaquetas por dia

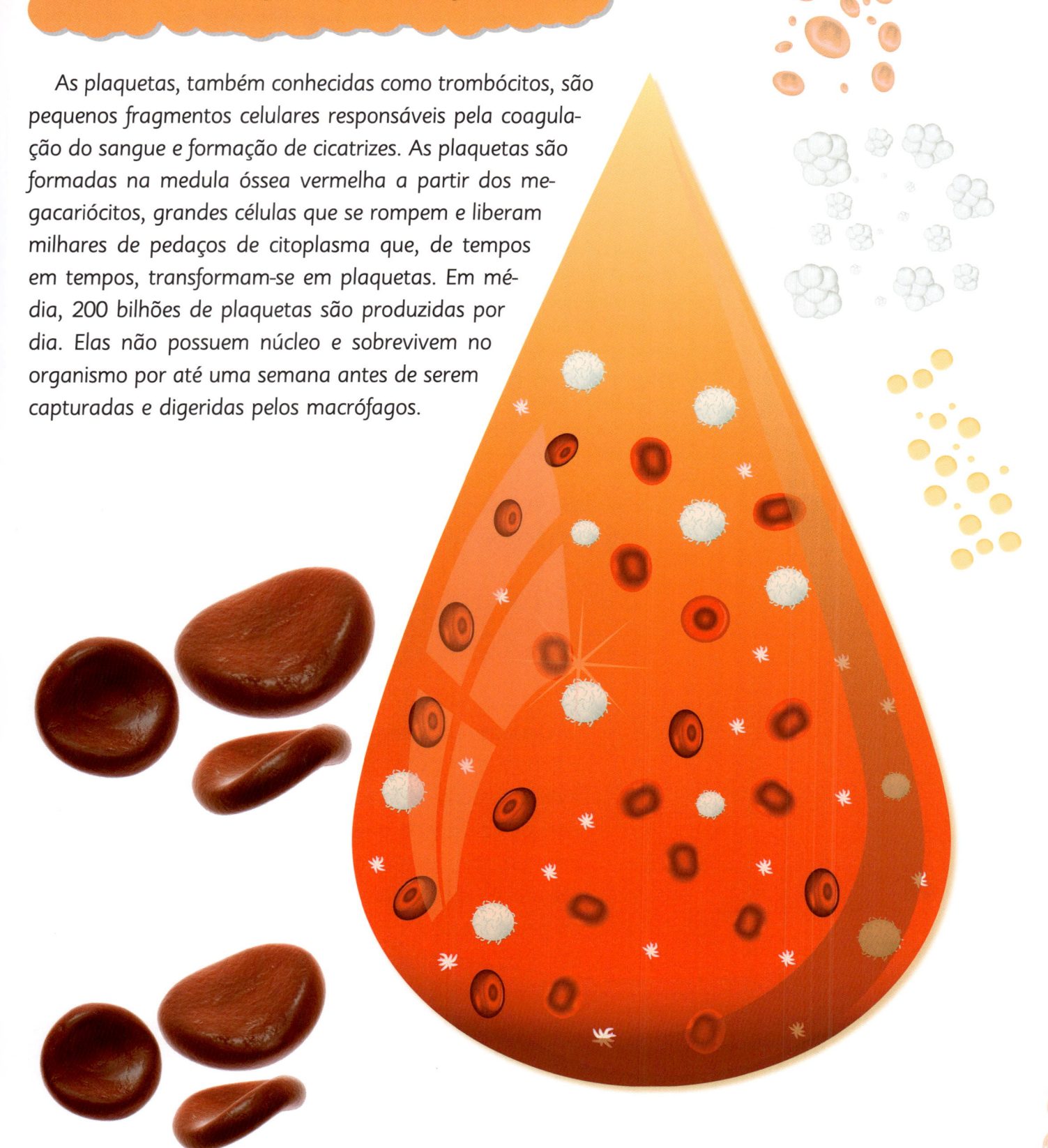

As plaquetas, também conhecidas como trombócitos, são pequenos fragmentos celulares responsáveis pela coagulação do sangue e formação de cicatrizes. As plaquetas são formadas na medula óssea vermelha a partir dos megacariócitos, grandes células que se rompem e liberam milhares de pedaços de citoplasma que, de tempos em tempos, transformam-se em plaquetas. Em média, 200 bilhões de plaquetas são produzidas por dia. Elas não possuem núcleo e sobrevivem no organismo por até uma semana antes de serem capturadas e digeridas pelos macrófagos.

Um sistema elétrico controla os batimentos cardíacos

Um batimento cardíaco é o som produzido pelo fechamento das válvulas do coração quando o sangue é empurrado através de sua câmara. O músculo cardíaco é formado por pequenas células. Um sistema elétrico em nosso coração envia um sinal elétrico por essas células para controlar o ritmo de nosso batimento cardíaco. Há dois tipos de células em nosso coração que ajudam o sinal elétrico a controlar os batimentos cardíacos. Em um coração saudável, o sinal viaja rapidamente fazendo as câmaras se contraírem de maneira suave e organizada.

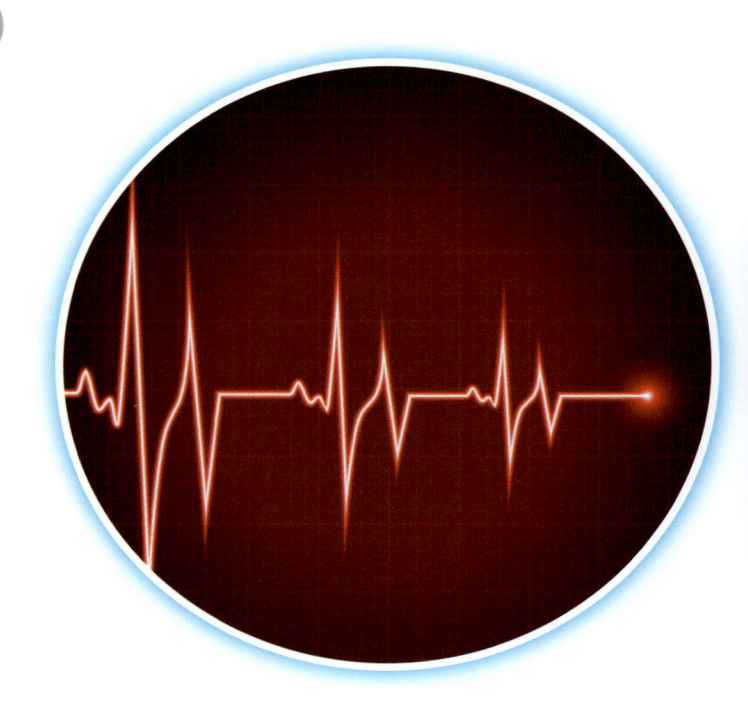

O plasma compõe por volta de 55% do volume do sangue

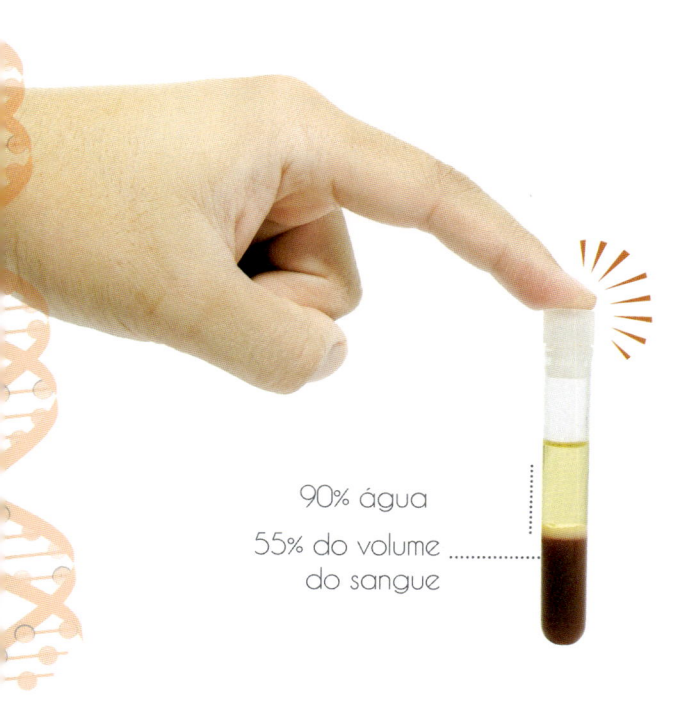

O plasma é a porção não celular e líquida do sangue e constitui por volta de 55% de seu volume. O plasma é uma mistura de água, proteínas e substâncias dissolvidas. Cerca de 90% do plasma é composto de água; essa porcentagem, porém, pode variar conforme o nível de hidratação do indivíduo. Entre as substâncias dissolvidas no plasma estão a glicose, o oxigênio, o dióxido de carbono, os eletrólitos, os nutrientes e resíduos celulares. As proteínas do plasma são os anticorpos e as albuminas. O plasma funciona como um meio de transporte para essas substâncias à medida que elas se movem pelo corpo.

90% água
55% do volume do sangue

As veias são as grandes vias de retorno do sangue

As veias atuam como a contrapartida das artérias. Uma vez que as artérias, arteríolas e vasos capilares absorvem a maior parte da força das contrações do coração, as veias e vênulas são submetidas a pressões sanguíneas mais baixas. Em consequência, as paredes das veias são mais finas, menos elásticas e menos musculares que as paredes das artérias. As veias dependem da gravidade, da inércia e da força das contrações musculares para levar o sangue de volta ao coração. Para auxiliar a circulação do sangue, algumas veias possuem válvulas de sentido único que impedem que o sangue flua na direção oposta ao coração. Quando os músculos esqueléticos se contraem, eles pressionam as veias próximas e empurram o sangue através de válvulas que estão mais perto do coração.

As plaquetas liberam coagulantes químicos que ajudam na coagulação do sangue

As plaquetas são responsáveis pela coagulação do sangue e pela formação de cicatrizes. As plaquetas são produzidas na medula óssea vermelha. Quando ocorre um ferimento, as plaquetas mudam de forma e juntam-se umas às outras. Elas também liberam coagulantes químicos que ajudam na formação de coágulos no sangue. Além das plaquetas, existem 13 diferentes proteínas que interagem para a coagulação acontecer. Elas fazem isso de maneira sucessiva, como em uma reação em cadeia — um elemento ativando o outro em sequência.

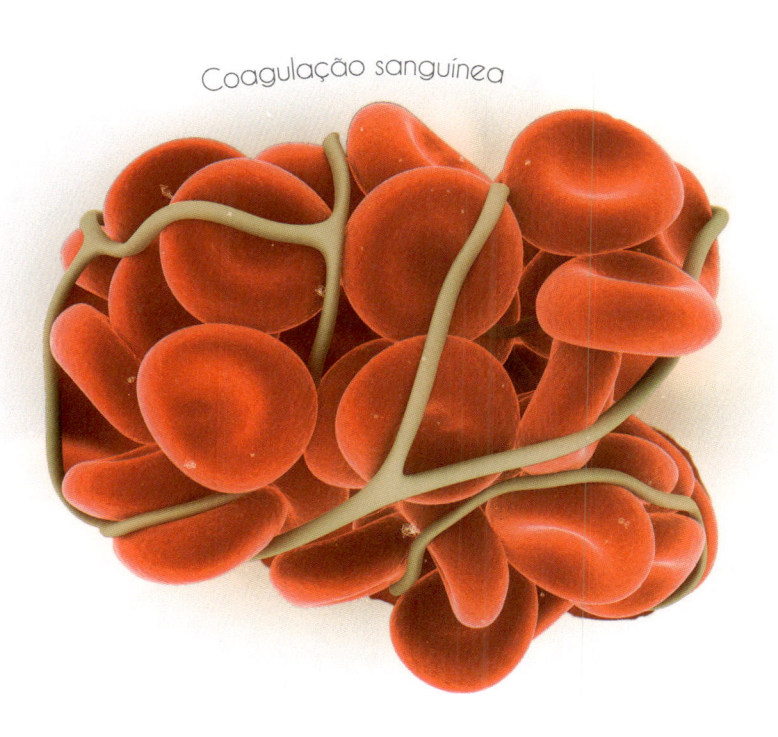

Coagulação sanguínea

Existem de 30 a 40 bilhões de glóbulos brancos em nosso organismo

Há por volta de 30 a 40 bilhões de células brancas do sangue em nosso corpo que lutam contra microrganismos invasores ou infecciosos. Os glóbulos brancos são também conhecidos como leucócitos. Os leucócitos não são produzidos apenas no sangue, mas também no baço, no fígado e nas glândulas linfáticas. A maioria dos glóbulos brancos é produzida na medula óssea a partir das mesmas células-tronco que produzem os glóbulos vermelhos. Os leucócitos constituem uma porcentagem pequena do total de células sanguíneas, mas eles desempenham um papel fundamental na manutenção do sistema imunológico do corpo. Existem duas grandes classes de glóbulos brancos: leucócitos granulares e leucócitos agranulares.

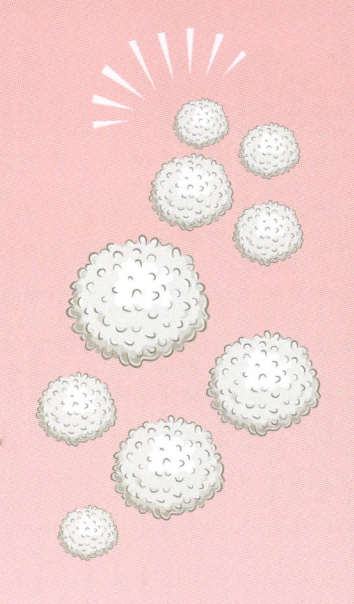

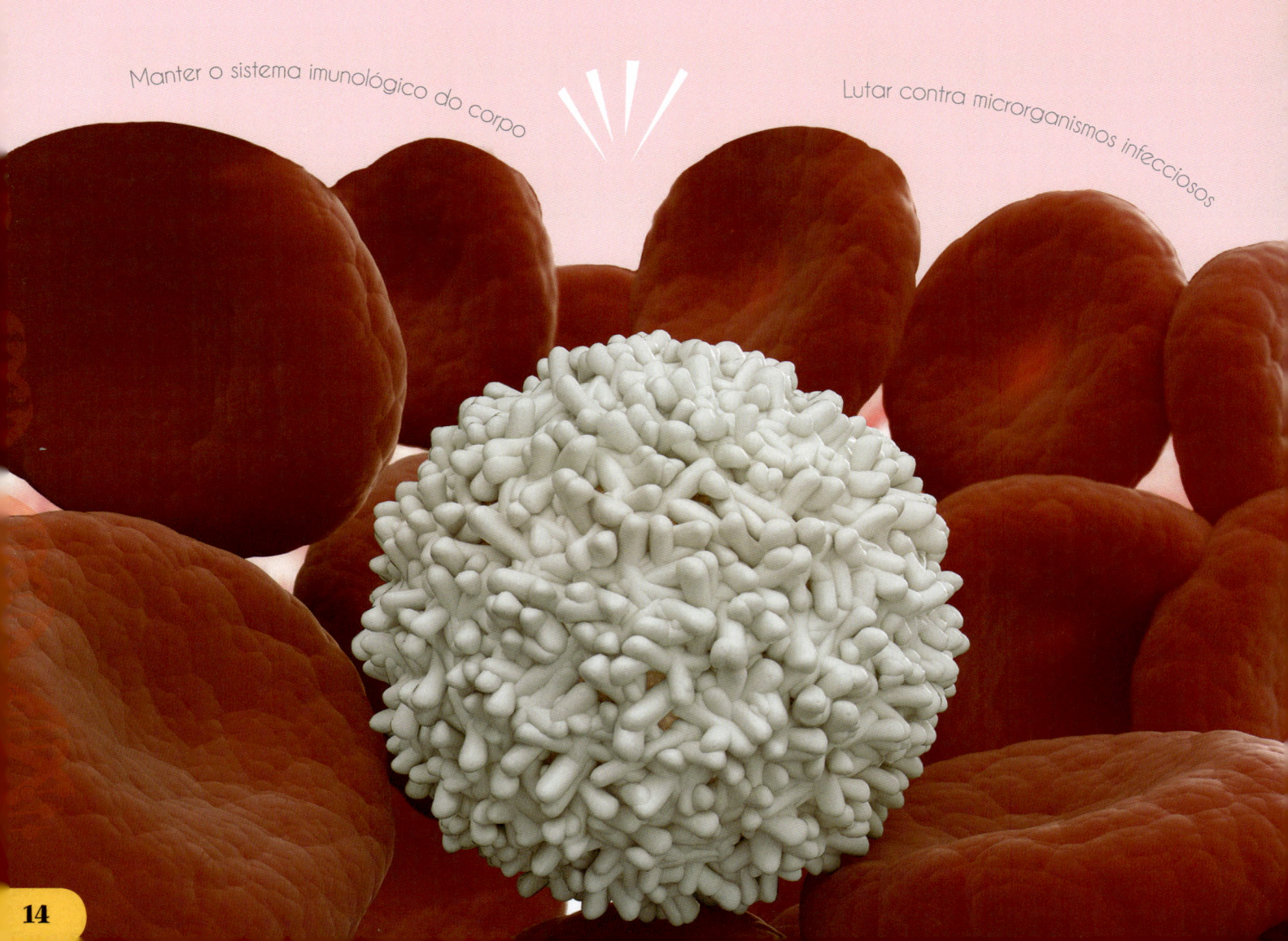

Manter o sistema imunológico do corpo

Lutar contra microrganismos infecciosos

Os vasos capilares são os menores e os mais finos vasos sanguíneos do corpo

Os vasos capilares são os menores e os mais finos vasos sanguíneos do organismo. Eles são encontrados em quase todos os tecidos do corpo. Os vasos capilares permitem que oxigênio, nutrientes e fluidos penetrem os tecidos. Eles também coletam dióxido de carbono, resíduos e fluidos que são repassados para as veias que, por sua vez, levam esses elementos aos pulmões e ao sistema linfático para serem eliminados. Assim, os vasos capilares ajudam na troca de componentes que ocorre entre o sistema cardiovascular e as células.

As artérias são vasos sanguíneos que levam o sangue para fora do coração

As artérias são vasos sanguíneos que transportam o sangue do coração para outras partes do corpo. Elas levam o sangue oxigenado que passou através dos pulmões. É importante lembrar que as artérias que realizam a circulação pulmonar — junto com as veias pulmonares — são uma exceção a essa regra. As artérias experimentam altos níveis de pressão, pois transportam o sangue que é bombeado com força pelo coração. As paredes das artérias são mais grossas, mais elásticas e mais musculares do que de outros vasos, para que possam suportar a pressão sanguínea elevada.

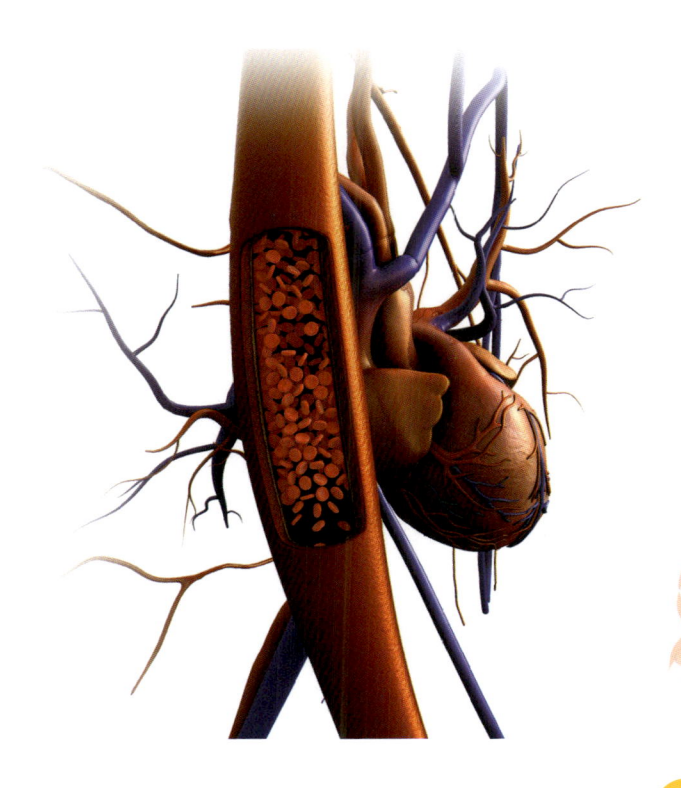

O coração é um trabalhador

Todos os dias, o nosso coração bate cerca de 100.000 vezes enviando por volta de 7.570 litros de sangue através do corpo. Nosso coração é tão grande quanto o nosso punho! Ele tem o trabalho mais importante a fazer: manter o sangue fluindo por 97.000 km de vasos sanguíneos que alimentam os nossos órgãos e tecidos. Caso ocorra algum dano ao coração ou às suas válvulas, a sua capacidade de bombeamento pode ser reduzida, forçando o coração a trabalhar mais para satisfazer a demanda do corpo por sangue.

Como podemos ter certeza de que o nosso coração está saudável? Cuidar de nosso corpo ajuda a manter o coração saudável, garantindo, assim, que ele funcione de forma eficiente. Em outras palavras: alimentar-se adequadamente e praticar atividades físicas.

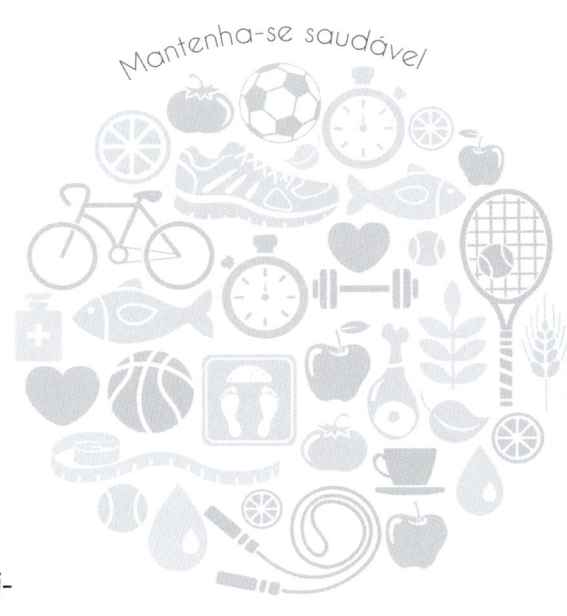

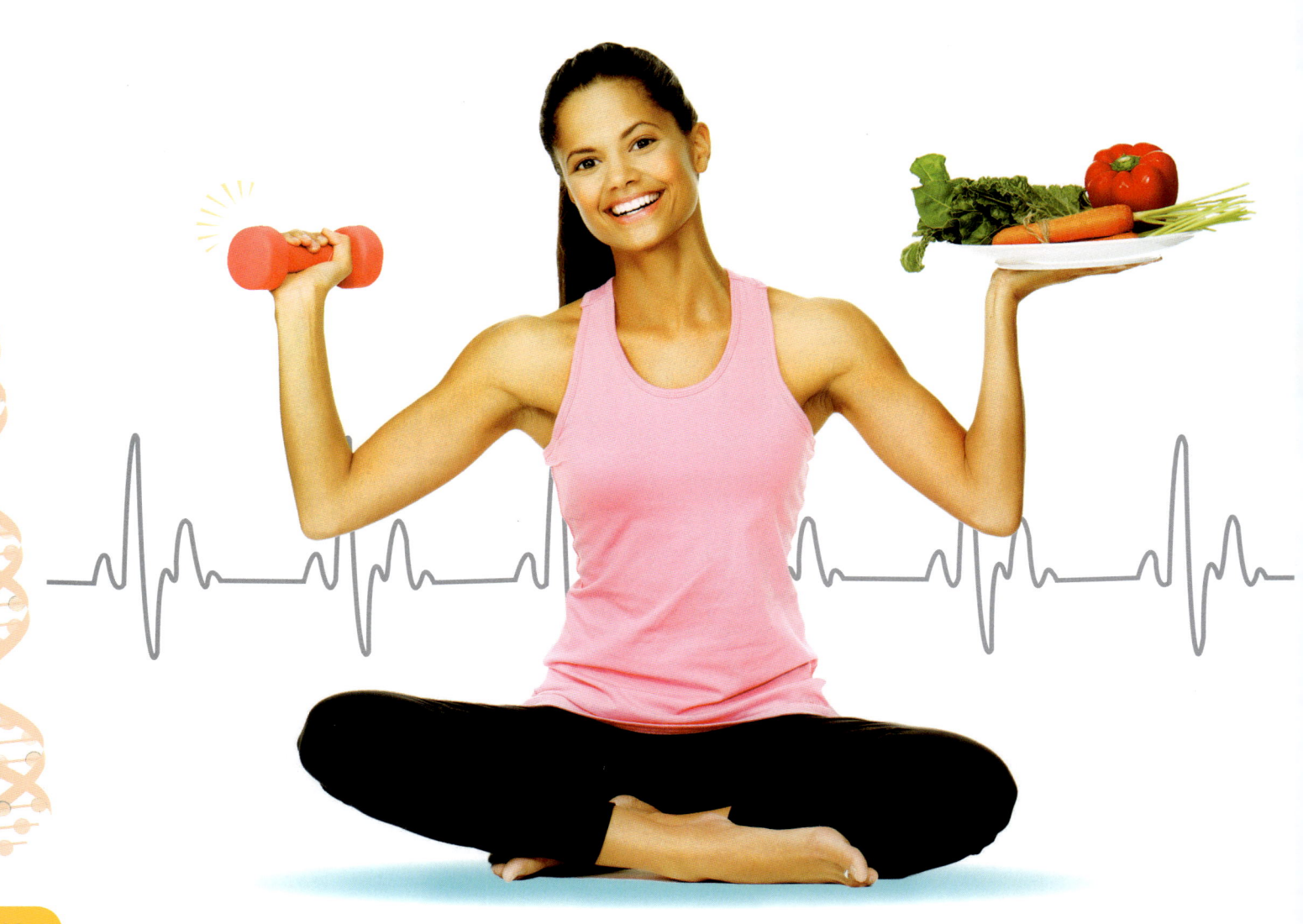

Mantenha-se saudável

A música afeta o ritmo do nosso coração!

Como você se sente quando ouve a sua música favorita? Ela provavelmente faz você querer dançar e cantar junto. Mas a música não agrada somente os nossos ouvidos. Ela afeta também o nosso coração!

Estudos realizados mostram que, quando uma música atinge o seu ápice ou ponto alto, a frequência cardíaca e a pressão arterial aumentam. Além disso, quando você ouve uma rica e melodiosa canção, o seu sistema vascular tende a sincronizar com a música. Os batimentos cardíacos passam a imitar o batimento da música. Esse efeito é ainda mais forte em músicos ou amantes da música.

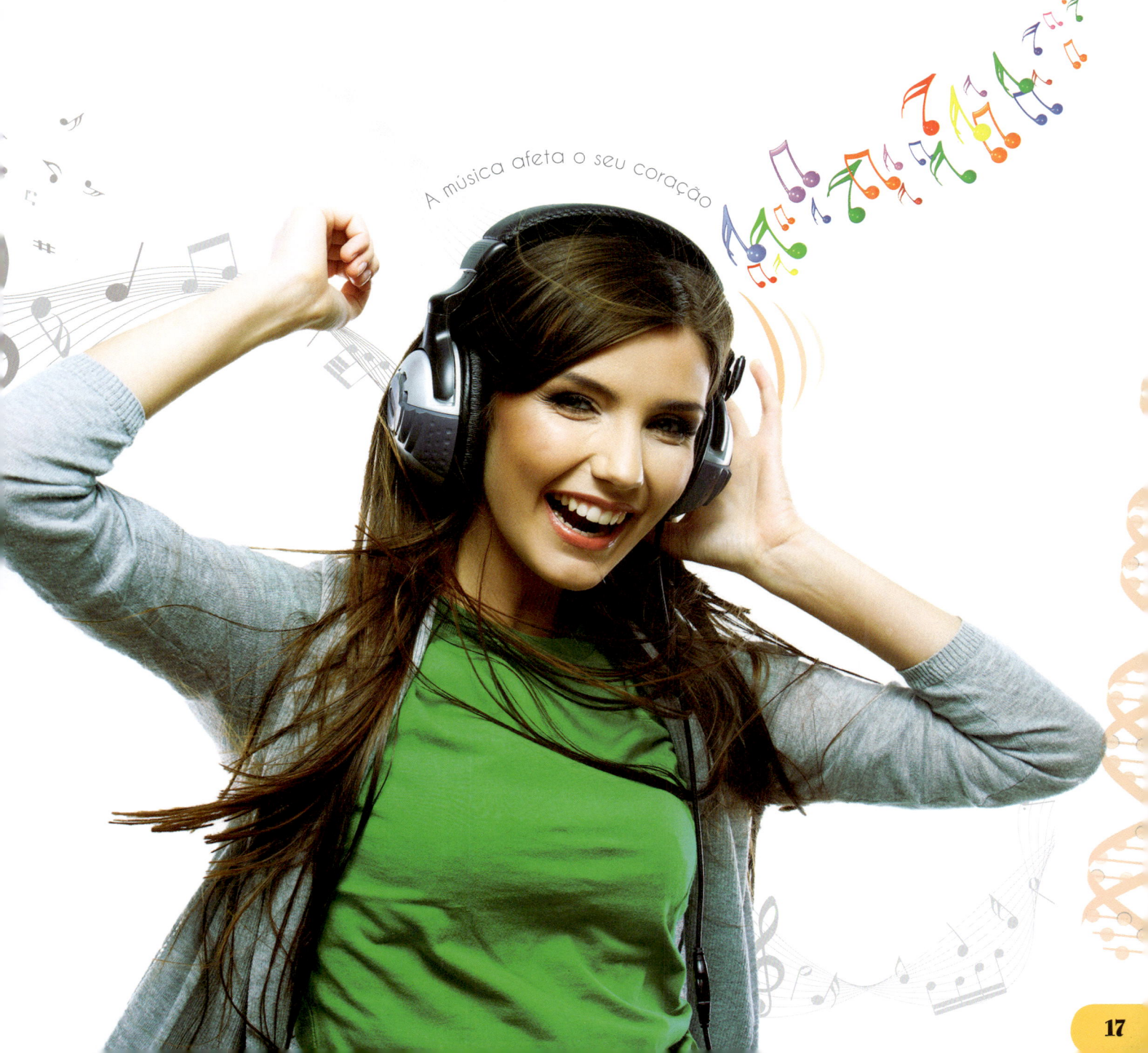

A música afeta o seu coração

O bulbo e a ponte são centros respiratórios

O bulbo, também conhecido como medula oblonga, e a ponte de Varólio, localizados no tronco cerebral, são responsáveis pelo controle da respiração. Eles são chamados de centros respiratórios. Eles detectam os níveis de oxigênio e monóxido de carbono no sangue e adequam a taxa de inspiração e expiração.

Eles estimulam a contração dos músculos utilizados na respiração, como o diafragma, os músculos abdominais e os músculos intercostais. Sem a nossa decisão consciente, o bulbo e a ponte nos ajudam a respirar.

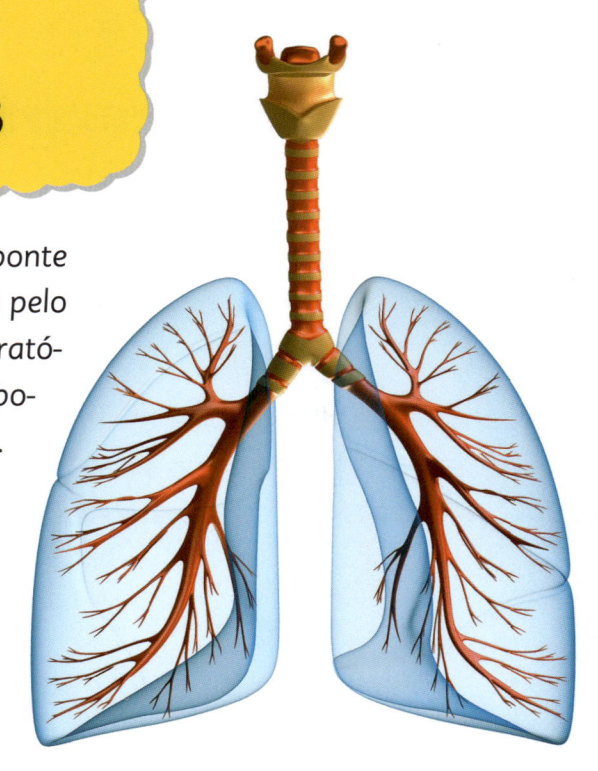

Temos uma caixa de voz!

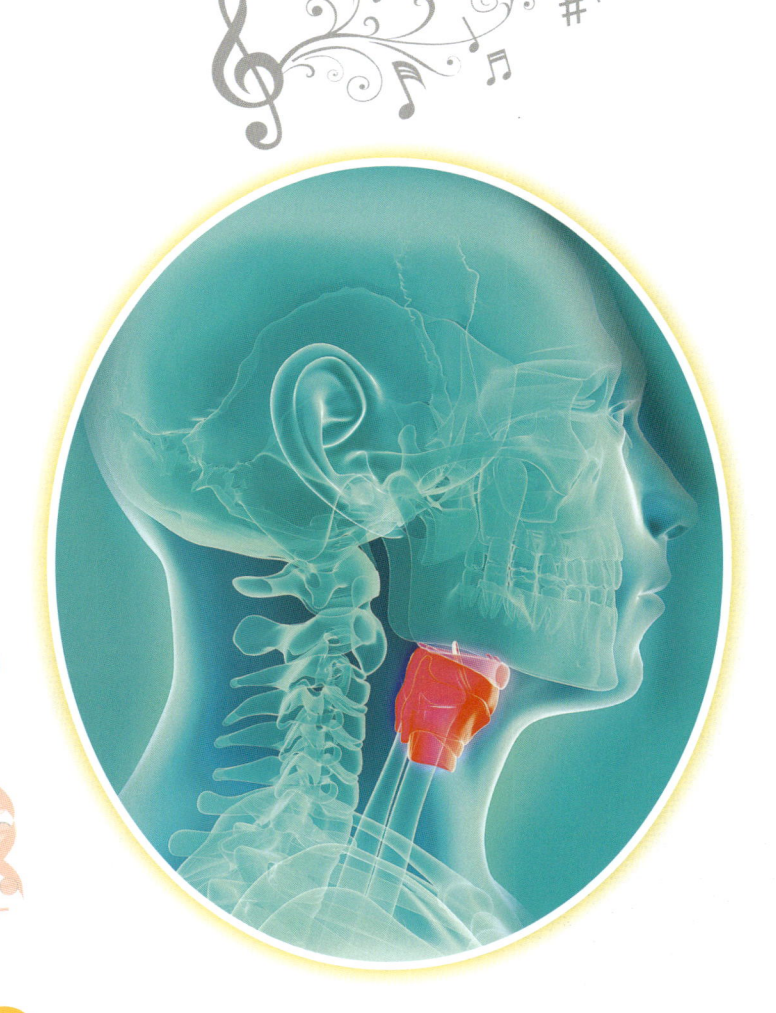

A laringe, também conhecida como caixa de voz, é uma estrutura vazia, semelhante a um cubo, ligada à parte superior da traqueia. A laringe é feita de cartilagem e composta por dois tecidos que formam as cordas vocais. As cordas vocais são puxadas por músculos quando falamos ou cantamos e vibram quando o ar passa através delas. Essas vibrações formam os sons que emitimos. Para produzir sons em volume alto, as cordas precisam ser curtas para que possam vibrar mais rápido. Durante a puberdade, a laringe e as cordas vocais passam por um surto de desenvolvimento que torna a voz dos meninos e das meninas mais grave.

Em repouso, um corpo adulto inspira e expira por volta de 6 litros de ar por minuto

A taxa de respiração é o número de respirações por minuto. Ela é medida contando-se o número de elevações do tórax nesse período. Um corpo adulto, quando em repouso, inspira e expira por volta de 6 litros de ar por minuto. A taxa de respiração normal em adultos é de 12 a 16 respirações quando em repouso. Essa frequência pode aumentar em caso de febre ou de atividade física. Adultos saudáveis podem alcançar uma média de 45 respirações por minuto durante atividades físicas intensas.

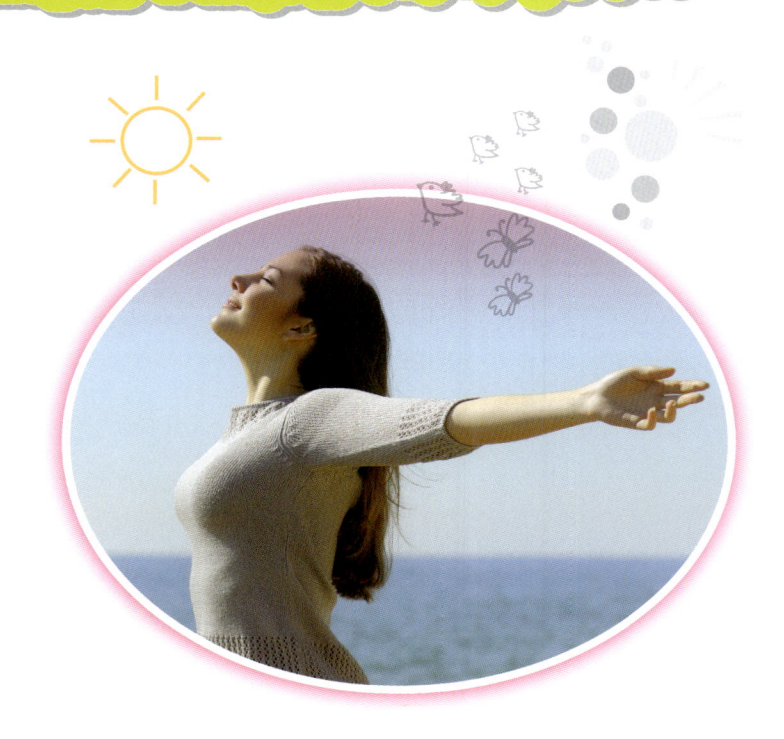

O pulmão direito é ligeiramente maior do que o esquerdo

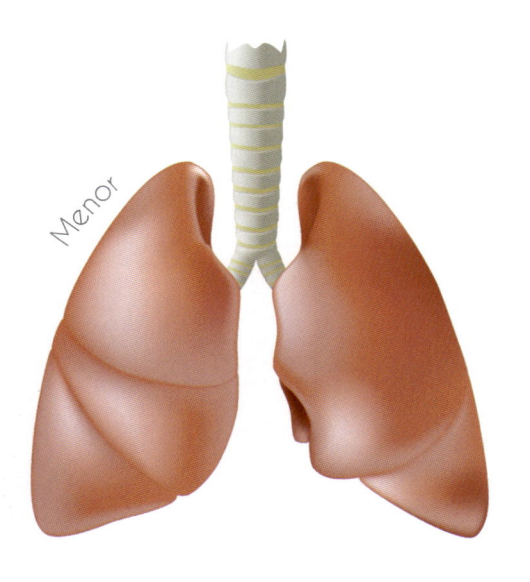

Os nossos pulmões não são do mesmo tamanho.

O pulmão direito é mais curto do que o esquerdo devido à presença do fígado na parte inferior da caixa torácica. Contudo, o pulmão direito é mais largo do que o esquerdo.

O pulmão esquerdo é menor, pois o coração ocupa um bom espaço no lado esquerdo da caixa torácica.

Ambos os pulmões são divididos em lóbulos. O pulmão direito possui três lóbulos, enquanto o esquerdo tem apenas dois.

Os pelos no nariz ajudam a limpar e aquecem o ar que respiramos

Quando respiramos através do nariz, o ar penetra em nossas narinas e passa por uma área aberta em nossa cabeça chamada de cavidade nasal. Em seguida, o ar segue para a traqueia e para os pulmões. Os pelos minúsculos em nosso nariz, os cílios, ajudam a limpar e a aquecer o ar que respiramos. O caminho das vias aéreas é revestido com uma fina camada de muco pegajoso que impede que partículas de poeira, bactérias e elementos poluentes entrem nos pulmões. Os cílios dos tubos bronquiais removem o muco da cavidade nasal para a parte de trás da garganta, a partir de onde o muco é ingerido para ser neutralizado no estômago. O muco é produzido constantemente pelo organismo.

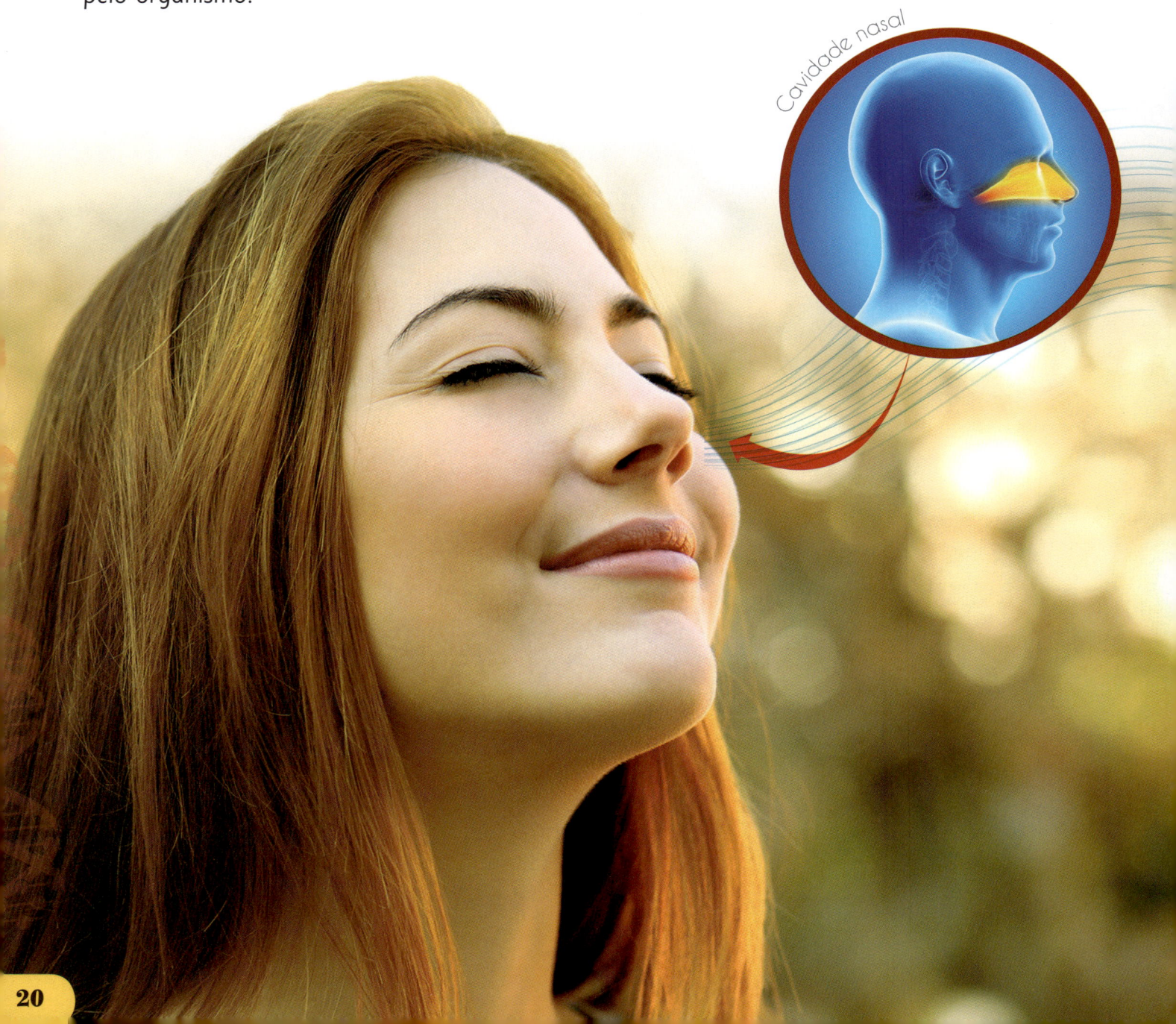

Cavidade nasal

O espirro mais rápido atingiu a velocidade de 165 km por hora

A velocidade mais rápida de um espirro foi de 165 km/h

Espirrar é um ato involuntário de expulsão de ar através do nariz e da boca. É a maneira de o corpo eliminar agentes que estejam irritando as sensíveis membranas mucosas presentes no interior do nariz.

Muitas coisas podem irritar as membranas mucosas. Poeira, pólen, pimenta ou mesmo uma rajada de ar frio pode fazer você espirrar. A velocidade mais alta já registrada em um espirro foi de 165 km por hora!

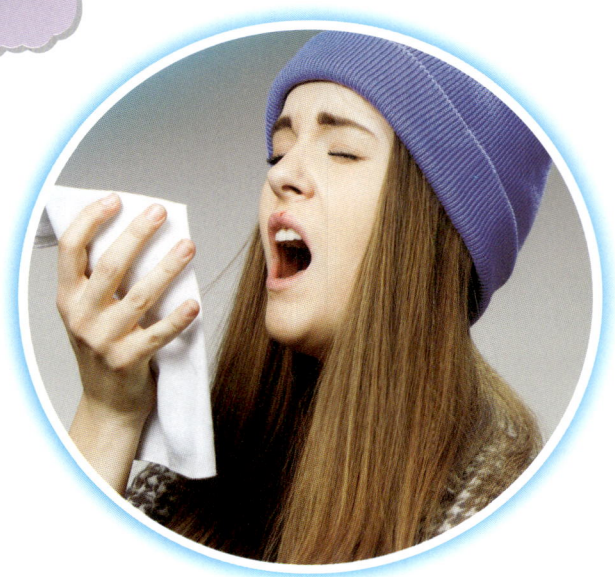

A área de superfície dos pulmões mede aproximadamente a metade de uma quadra de tênis

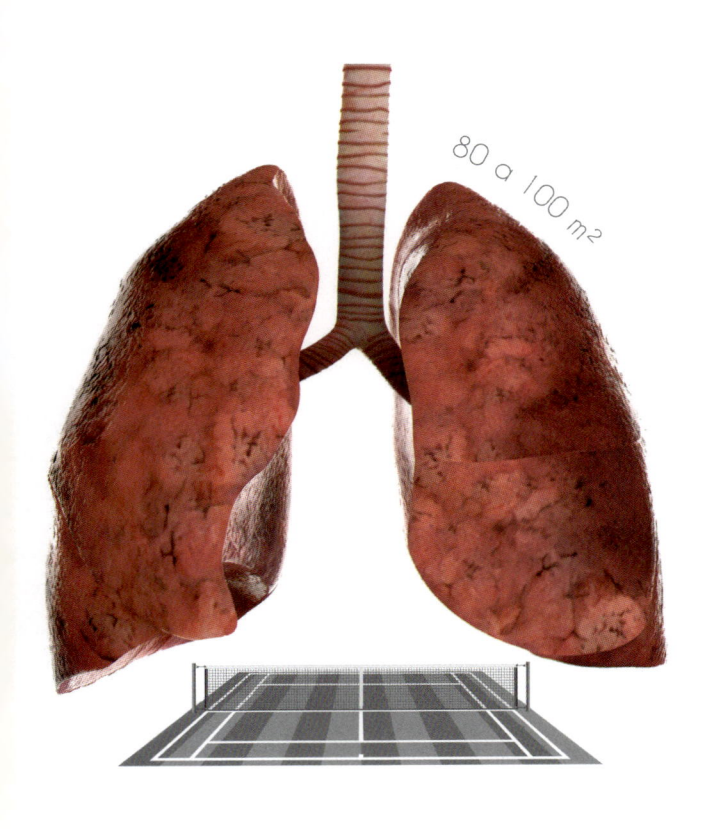

80 a 100 m²

Os pulmões humanos são um par de órgãos esponjosos que permitem a troca gasosa entre o sangue e o ar. Os pulmões fornecem o oxigênio necessário para a sobrevivência e eliminam o dióxido de carbono de nosso organismo. Caso os pulmões fossem esticados em um local plano, eles ocupariam uma área de cerca de 80 a 100 m². Isso é quase o tamanho de metade de uma quadra de tênis! Os pulmões possuem minúsculas bolsas de ar chamadas alvéolos que proporcionam uma grande área de superfície para que ocorra a troca de gases. Cada alvéolo possui vasos capilares que transportam glóbulos vermelhos com baixos índices de oxigênio. Os alvéolos transferem oxigênio para os glóbulos vermelhos por meio de um processo denominado difusão.

Os vasos capilares dos pulmões se estenderiam por 1.600 km caso fossem esticados de ponta a ponta

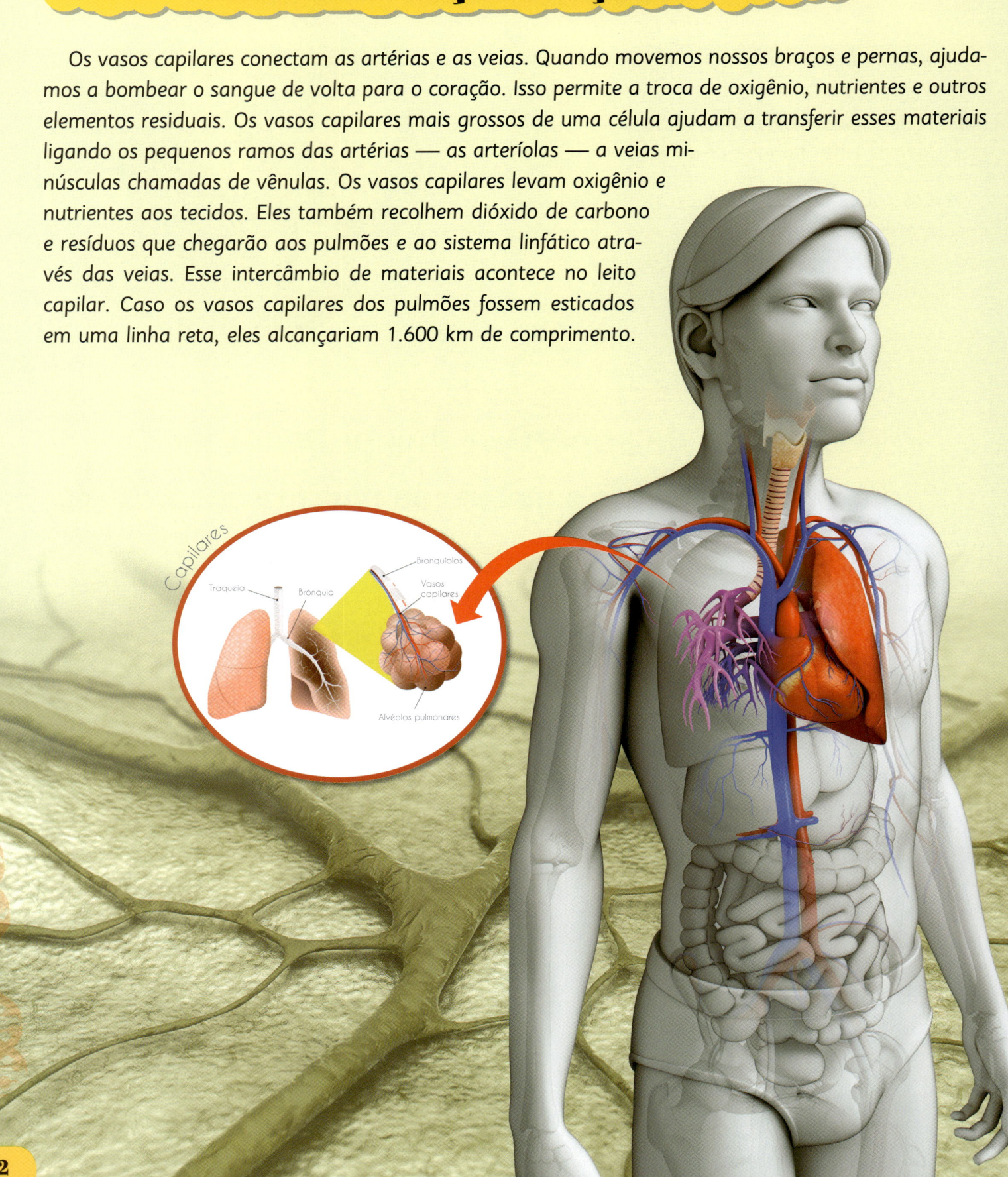

Os vasos capilares conectam as artérias e as veias. Quando movemos nossos braços e pernas, ajudamos a bombear o sangue de volta para o coração. Isso permite a troca de oxigênio, nutrientes e outros elementos residuais. Os vasos capilares mais grossos de uma célula ajudam a transferir esses materiais ligando os pequenos ramos das artérias — as arteríolas — a veias minúsculas chamadas de vênulas. Os vasos capilares levam oxigênio e nutrientes aos tecidos. Eles também recolhem dióxido de carbono e resíduos que chegarão aos pulmões e ao sistema linfático através das veias. Esse intercâmbio de materiais acontece no leito capilar. Caso os vasos capilares dos pulmões fossem esticados em uma linha reta, eles alcançariam 1.600 km de comprimento.

Dois terços da água do corpo ficam dentro das células

Nossos corpos são compostos por cerca de 75% de água. Dois terços dessa água são encontrados dentro de nossas células, sendo o restante localizado entre as células e no sangue. A água assegura um meio através do qual todas as reações químicas do corpo acontecem. Durante a digestão, a água é usada para converter alimentos em energia que será utilizada pelo organismo. A água também auxilia a regular a temperatura do nosso corpo por meio da transpiração, que ajuda a expelir resíduos do corpo.

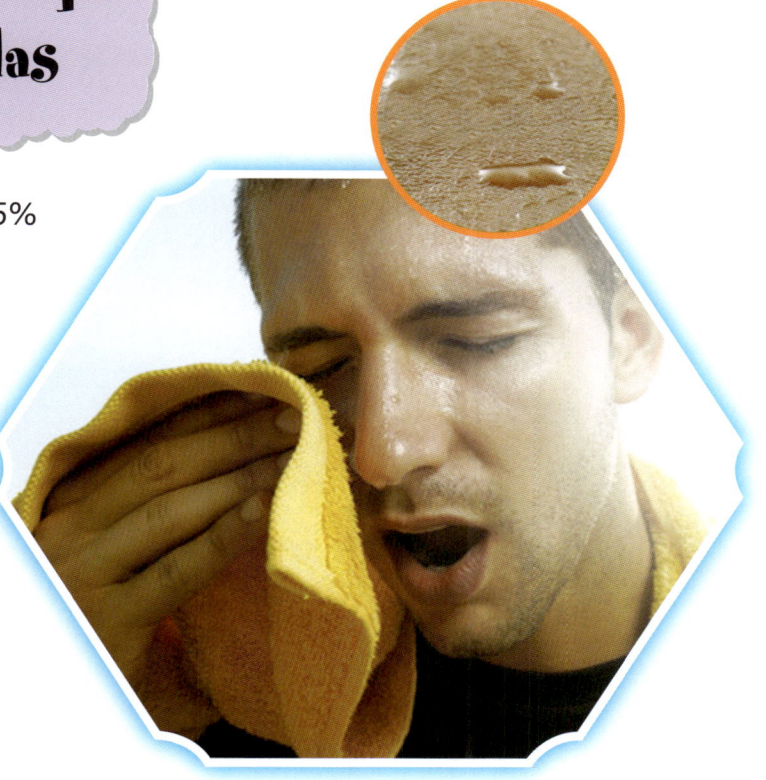

Uma pessoa em repouso respira várias vezes por minuto

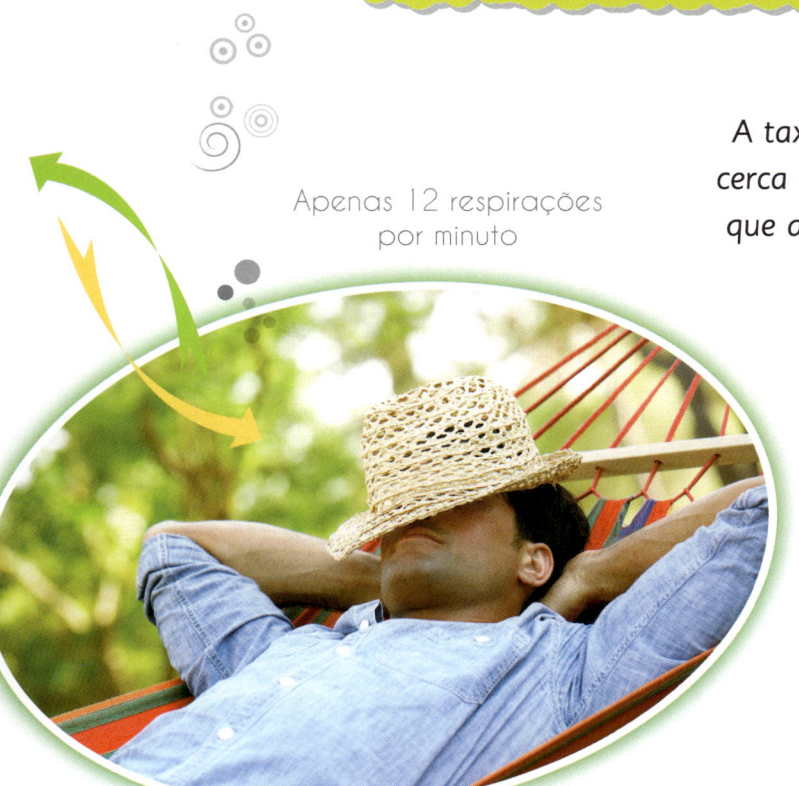

Apenas 12 respirações por minuto

A taxa de respiração normal de uma pessoa é de cerca de 12-18 vezes por minuto. Estudos sugerem que a frequência respiratória normal para adultos em repouso é de apenas 12 respirações por minuto. Pesquisas mais antigas geralmente fornecem valores ainda menores, como de 8-10 respirações por minuto. A maioria dos adultos modernos respira em uma frequência de 15-20 respirações por minuto, uma taxa mais rápida do que o normal. Nos doentes, a frequência respiratória é maior: 20 respirações no mínimo por minuto.

Crianças e mulheres respiram mais rápido do que os homens

A idade é um dado frequentemente utilizado para se encontrar as taxas normais de respiração. Adultos, por exemplo, respiram em um ritmo mais lento do que as crianças. Em recém-nascidos, a taxa de respiração é alta e varia de 30 a 60 respirações por minuto. Em jovens de 18 anos, por sua vez, a taxa é mais baixa e varia de 12 a 16 respirações por minuto.

Alguns estudos sugerem que os bebês (do nascimento até um ano) devem ter de 30 a 60 respirações por minuto. Crianças de 1 a 3 anos devem respirar de 24 a 40 vezes por minuto, e crianças de 3 a 6 anos devem respirar de 22 a 34 vezes por minuto. Dos 6 aos 12 anos de idade a frequência deve ser de 18 a 30 respirações por minuto. Adolescentes (dos 12 aos 18 anos) devem respirar de 12 a 16 vezes por minuto.

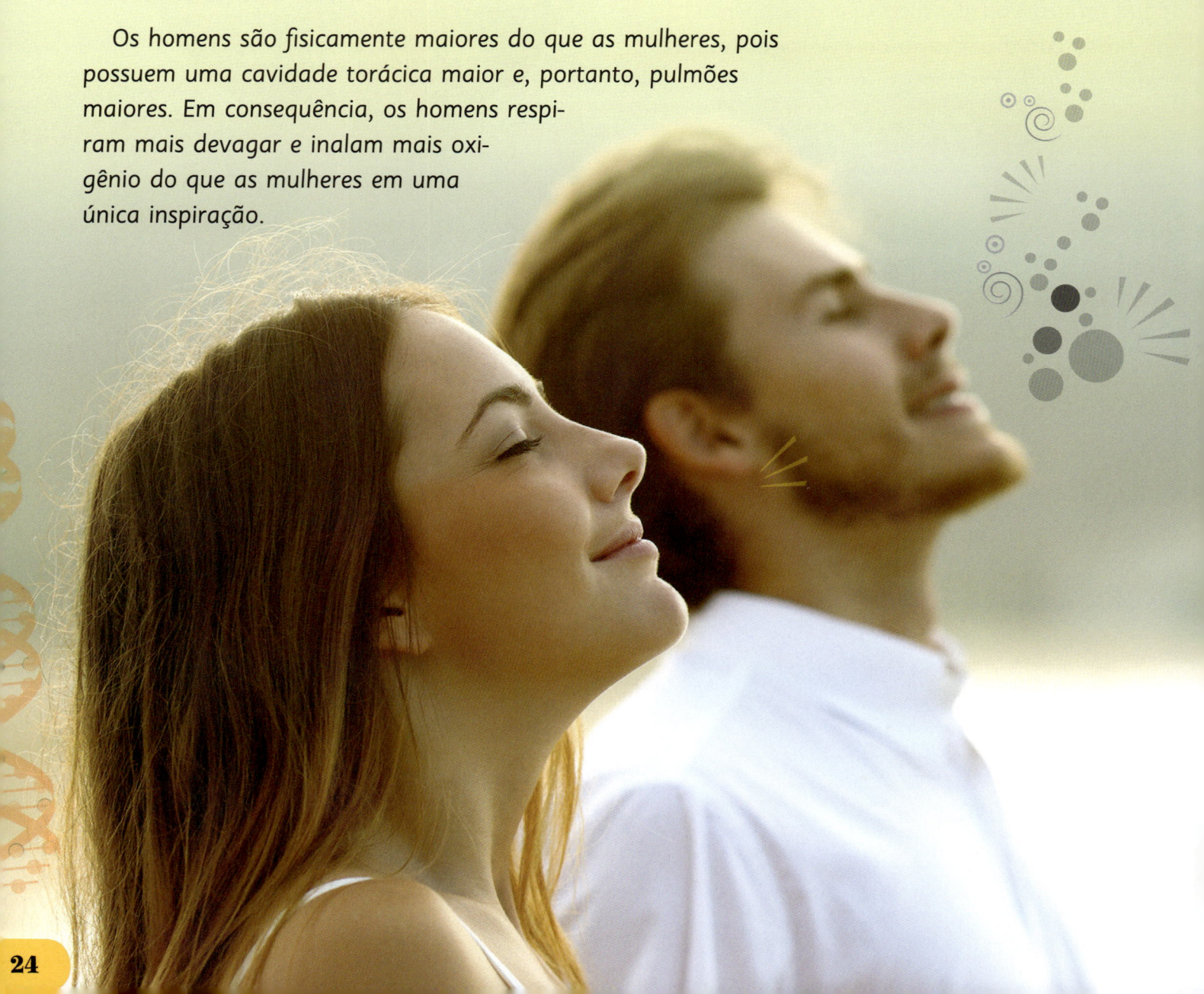

Os homens são fisicamente maiores do que as mulheres, pois possuem uma cavidade torácica maior e, portanto, pulmões maiores. Em consequência, os homens respiram mais devagar e inalam mais oxigênio do que as mulheres em uma única inspiração.

Os pulmões são os únicos órgãos que podem boiar

Existem cerca de 300 milhões de bolsas de ar, denominadas alvéolos, em cada um de nossos pulmões. Os alvéolos são responsáveis pela troca de resíduos de dióxido de carbono em nosso sangue por oxigênio. Quando os alvéolos estão cheios de ar, os pulmões podem flutuar na água. Um controverso teste de flutuação dos pulmões é usado para determinar se um bebê é natimorto. Caso os pulmões flutuem, significa que o bebê nasceu vivo, uma vez que a respiração ocorreu; se os pulmões não flutuarem, isso indica ausência de ar e significa que o bebê nasceu morto.

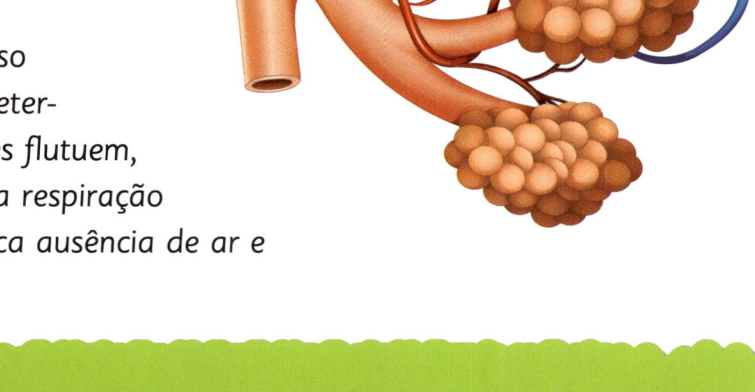

Alvéolo

O resfriado comum pode ser causado por centenas de vírus diferentes

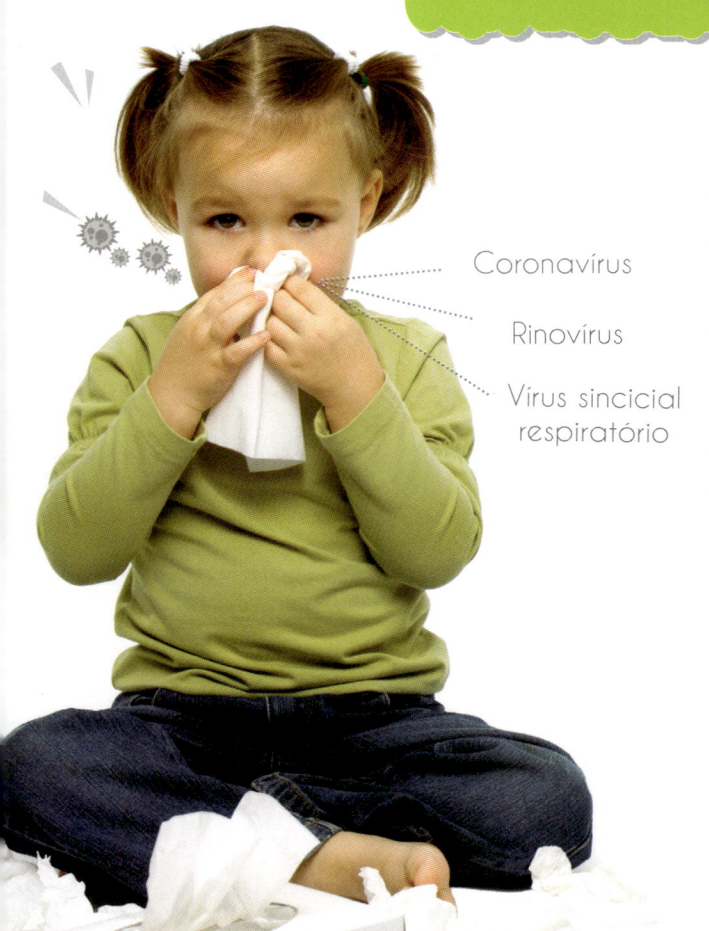

Coronavírus

Rinovírus

Vírus sincicial respiratório

O resfriado comum é a doença respiratória mais disseminada. É a principal causa de visitas ao médico, bem como de dias de trabalho e escola perdidos em todo o mundo. Nos EUA, há mais de um bilhão de casos de resfriado comum a cada ano.

O resfriado é geralmente associado ao rinovírus, que frequentemente causa resfriados. No entanto, existem mais de 200 vírus que podem causar a doença, incluindo o coronavírus e o vírus sincicial respiratório.

Não é devido ao movimento do ar que nosso tórax se move durante a respiração

Quando nós inspiramos, o nosso tórax incha, e, quando expiramos, ele se retrai. No entanto, o nosso peito não se move por causa da inspiração ou da expiração. O diafragma é um músculo fino em forma de abóboda que separa o tórax e as cavidades abdominais. Durante a inspiração, o diafragma se contrai e se move para baixo aumentando o espaço em nossa cavidade torácica. Ao mesmo tempo, os músculos entre as costelas se contraem para puxar a caixa torácica para cima e para fora. Durante a expiração, ocorre o oposto, resultando no movimento do nosso tórax.

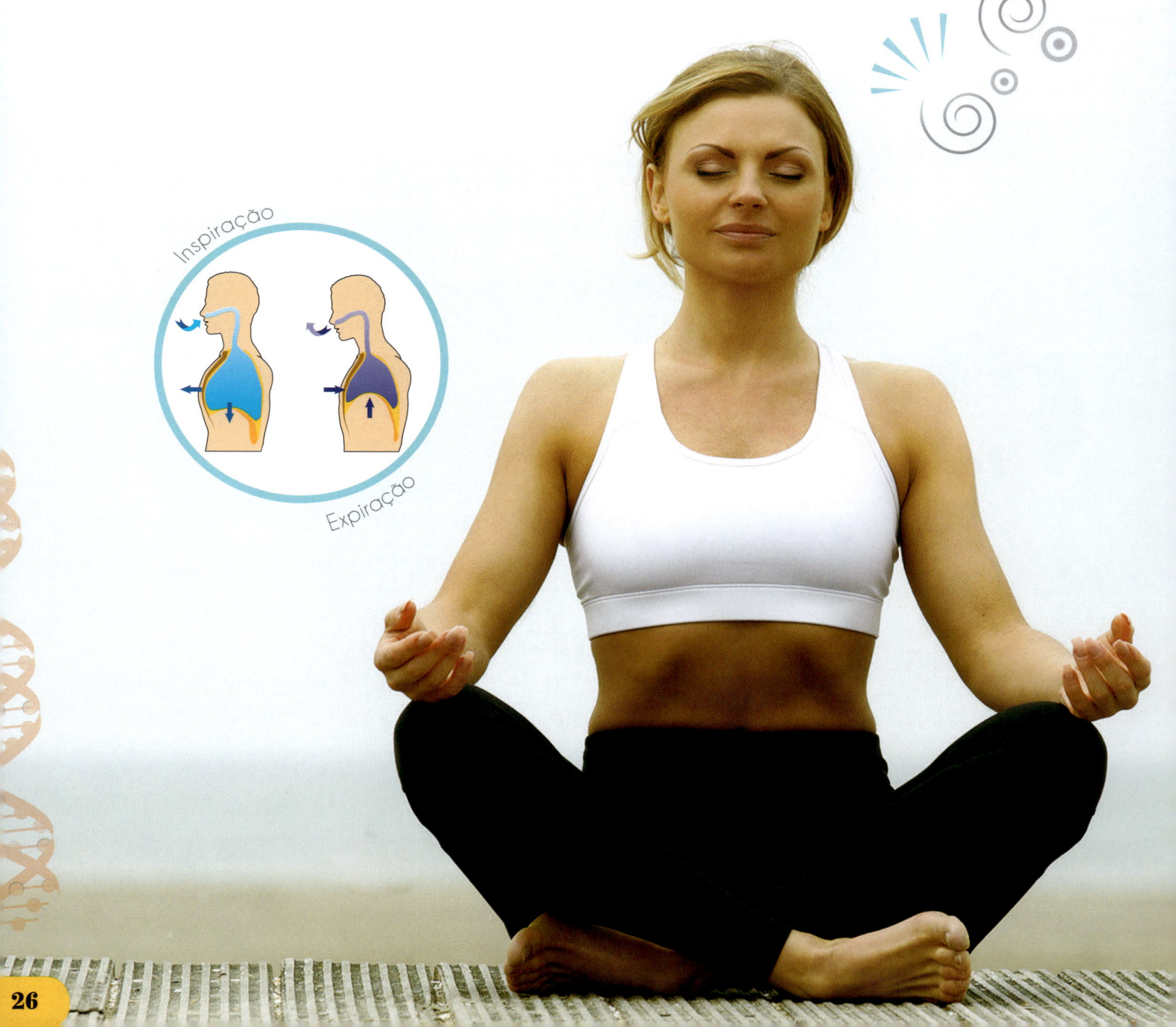

Nossos olhos sempre se fecham quando espirramos

O espirro é também chamado de esternutação. É quase impossível manter os olhos abertos quando espirramos. Isso ocorre porque fechar os olhos quando espirramos é uma ação reflexa. Os espirros desencadeiam a contração de vários músculos, incluindo as pálpebras e os músculos do esfíncter. Isso deve ocorrer porque os nervos do crânio ligam o nariz e os olhos. Assim, o gatilho para espirrar se move através de um nervo até o cérebro, então ele retorna por outro nervo em direção à pálpebra, fazendo com que ela se feche.

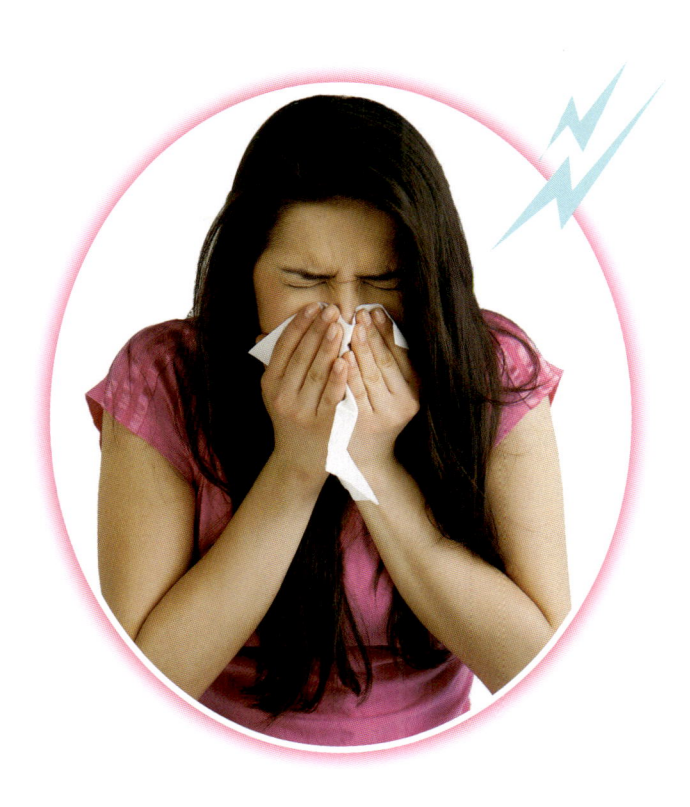

Os brônquios levam o ar para os nossos pulmões

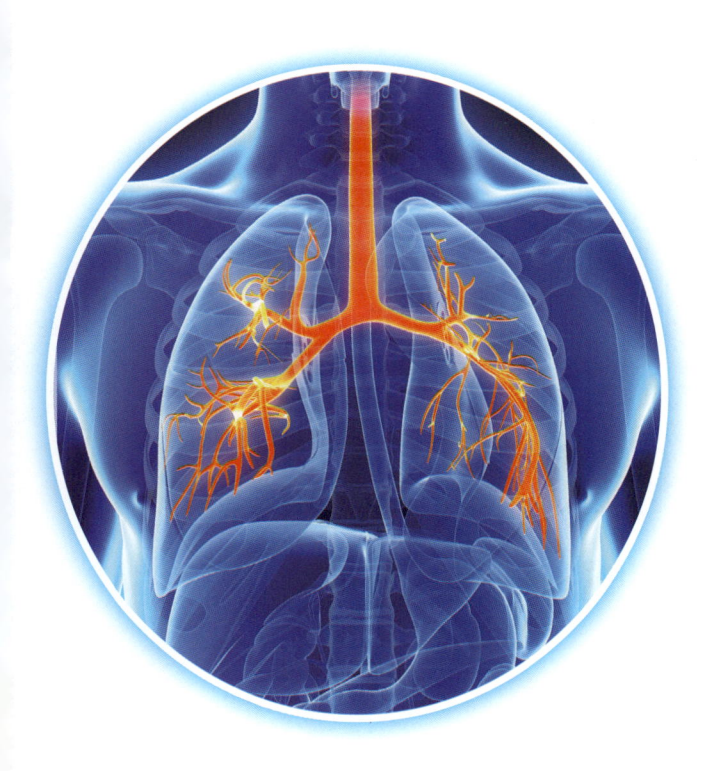

O ar que respiramos entra pelo nariz, flui através da garganta (ou faringe), passa pela laringe (ou caixa de voz) e entra na traqueia. A traqueia é dividida em dois tubos chamados brônquios. O brônquio direito fornece oxigênio para o pulmão direito, e o brônquio esquerdo, para o pulmão esquerdo. Os brônquios são divididos em ramos menores, conhecidos como bronquíolos, os menores tubos de ar nos pulmões. Esse sistema de tubos de ar parece uma árvore de cabeça para baixo, com a traqueia sendo o tronco principal e os brônquios e bronquíolos, os ramos.

O diafragma é o principal músculo utilizado na respiração

O músculo em forma de abóboda localizado abaixo dos pulmões é chamado de diafragma. Ele é o principal músculo utilizado na respiração.

Além do diafragma, também utilizamos os músculos intercostais (músculos situados entre as costelas), os músculos abdominais e outros músculos específicos que se estendem do pescoço até as costelas superiores, como o músculo escaleno. O diafragma, os músculos intercostais externos e o músculo escaleno são usados durante a inspiração. A musculatura abdominal e os músculos intercostais internos são utilizados durante a expiração.

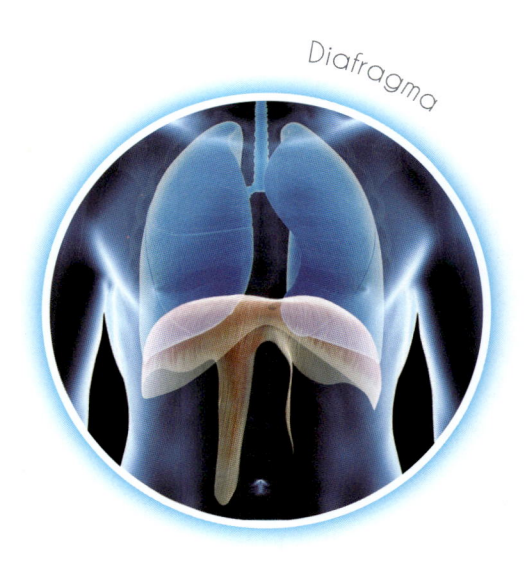

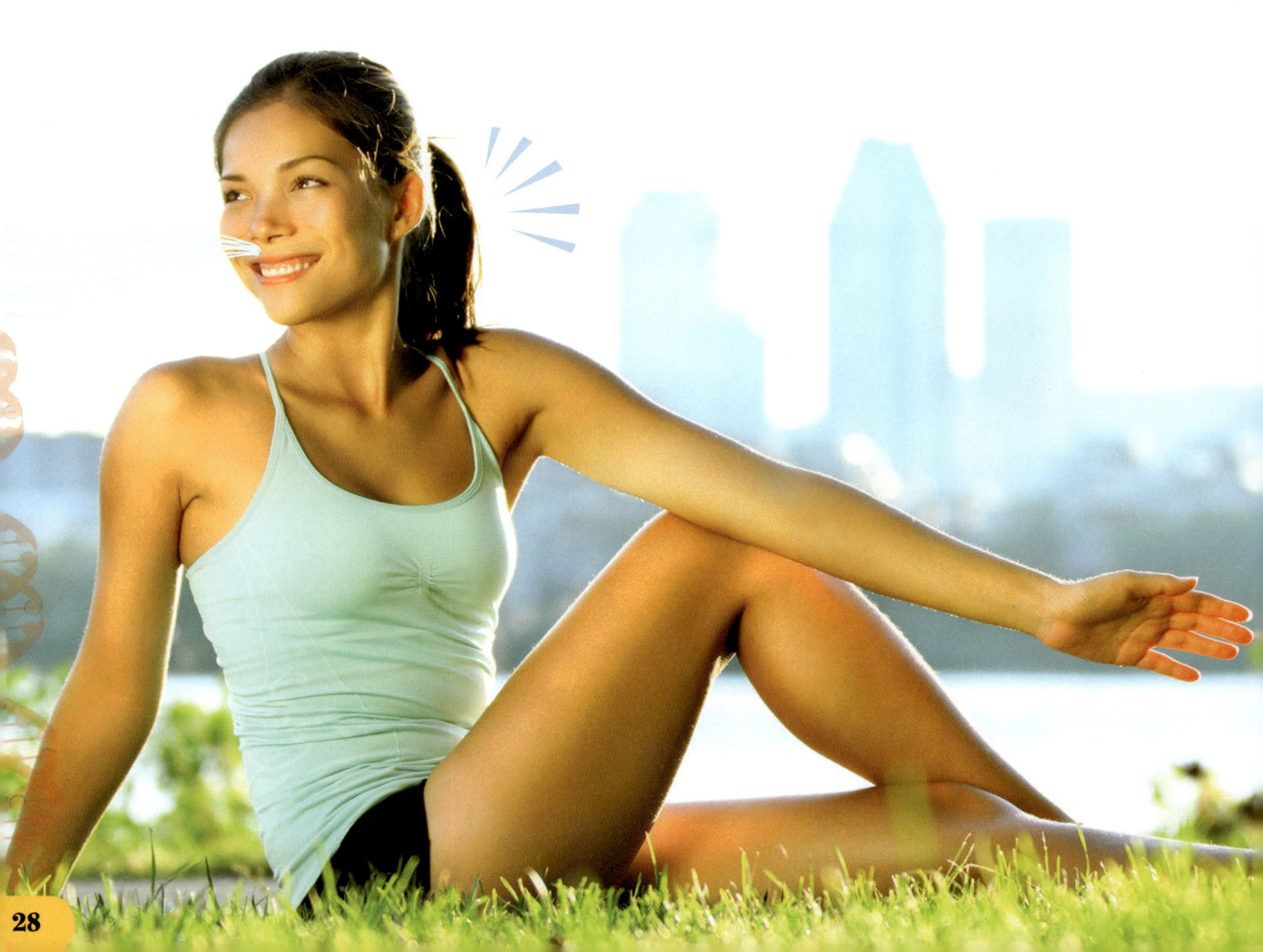

Diafragma

A traqueia filtra o ar que respiramos

A tranqueia é um tubo de 15 centímetros de comprimento com um diâmetro de mais ou menos 1,5 centímetros. A traqueia atua como uma passagem de ar, isto é, inspira ar rico em oxigênio e expira dióxido de carbono. Durante a inspiração o oxigênio passa pela traqueia, atravessa os brônquios, alcança os bronquíolos e, por fim, os alvéolos cobertos por vasos capilares. Uma traqueia danificada pode causar colapso ou bloqueio, afetando negativamente a troca de ar. Caso não seja tratada a tempo, pode levar à morte. A traqueia também impede que elementos nocivos, como os micróbios, entrem nos pulmões.

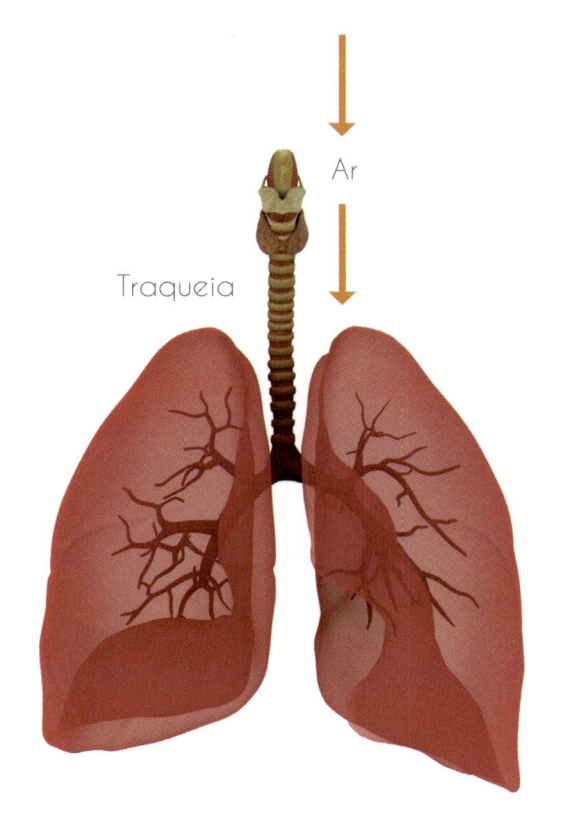

Soluços são movimentos involuntários do diafragma

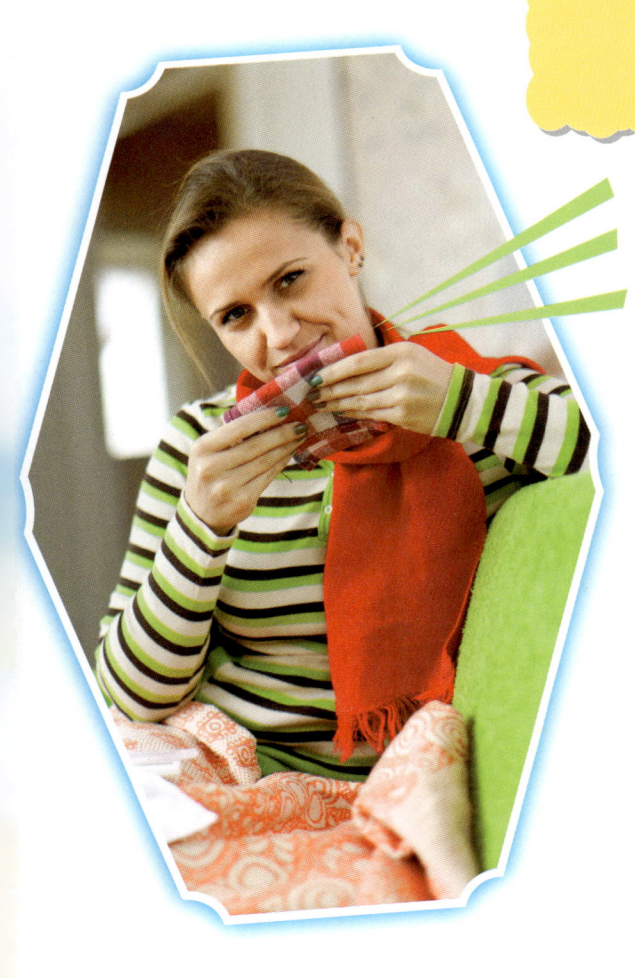

Os soluços são movimentos súbitos e involuntários do diafragma. Depois de um soluço, as cordas vocais se fecham rapidamente, gerando um som, o famoso "hic".

O termo médico para soluço é singulto. Existem muitas causas para os soluços, como comer muito rápido, comer algo picante, tomar bebidas gaseificadas ou alcoólicas ou experimentar uma emoção repentina.

Os soluços podem ser interrompidos prendendo-se a respiração por um curto período, bebendo água ou comendo açúcar. Não existe uma cura definitiva para os soluços.

O oxigênio não pode ser armazenado permanentemente em nosso corpo

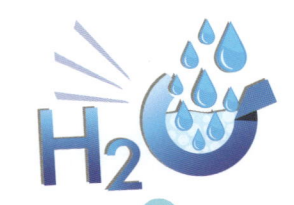

O oxigênio não pode ser armazenado permanentemente no organismo, pois ele é consumido pelos diferentes órgãos do corpo.

O organismo utiliza alimentos, líquidos e oxigênio para poder funcionar. O corpo precisa de oxigênio para transformar líquidos e alimentos em energia por meio de um processo denominado oxidação.

O oxigênio também desempenha um papel importante na contração muscular e na reparação celular.

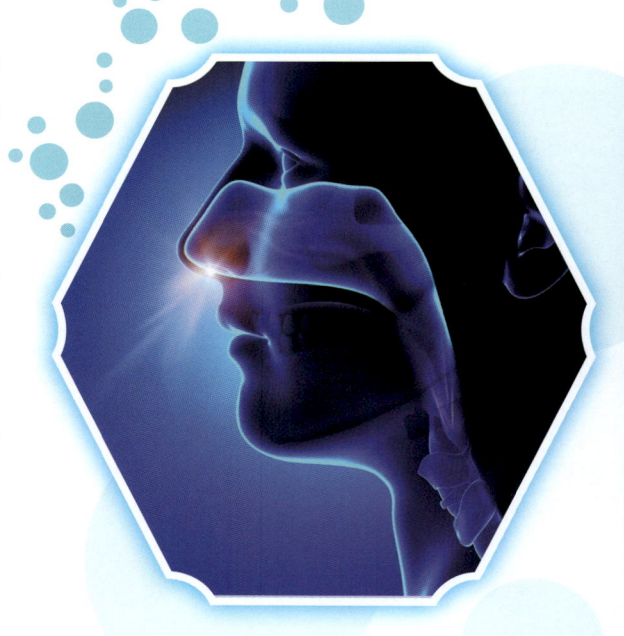

Nós respiramos quase 20.000 vezes por dia

Nós respiramos mais de 20.000 vezes por dia. Isso equivale a quase 12.000 litros de ar! A maior parte dessas respirações ocorre quando estamos em lugares fechados. Nós não podemos viver sem respirar. A respiração profunda é um dos mais poderosos redutores de estresse. Quantas vezes não paramos durante o dia somente para respirar profundamente? Isso não significa apenas deixar o peito subir e descer, mas permitir que nossos pulmões se encham completamente a tal ponto que o diafragma se retraia e a barriga se expanda. Se tivermos tempo para respirar profundamente com regularidade, vamos passar a sentir uma diminuição do estresse. É importante respirarmos conscientemente durante pelo menos 10 minutos por dia.

A traqueia é feita de anéis em forma de C

A traqueia é formada por cerca de 16-20 anéis de cartilagem em forma de C, dispostos uns em cima dos outros. Os espaços entre os anéis de cartilagem são preenchidos por finas membranas. As extremidades abertas dos anéis de cartilagem ficam na parte posterior da traqueia, próximas do esôfago. A traqueia funciona como uma passagem de ar que permite a respiração.

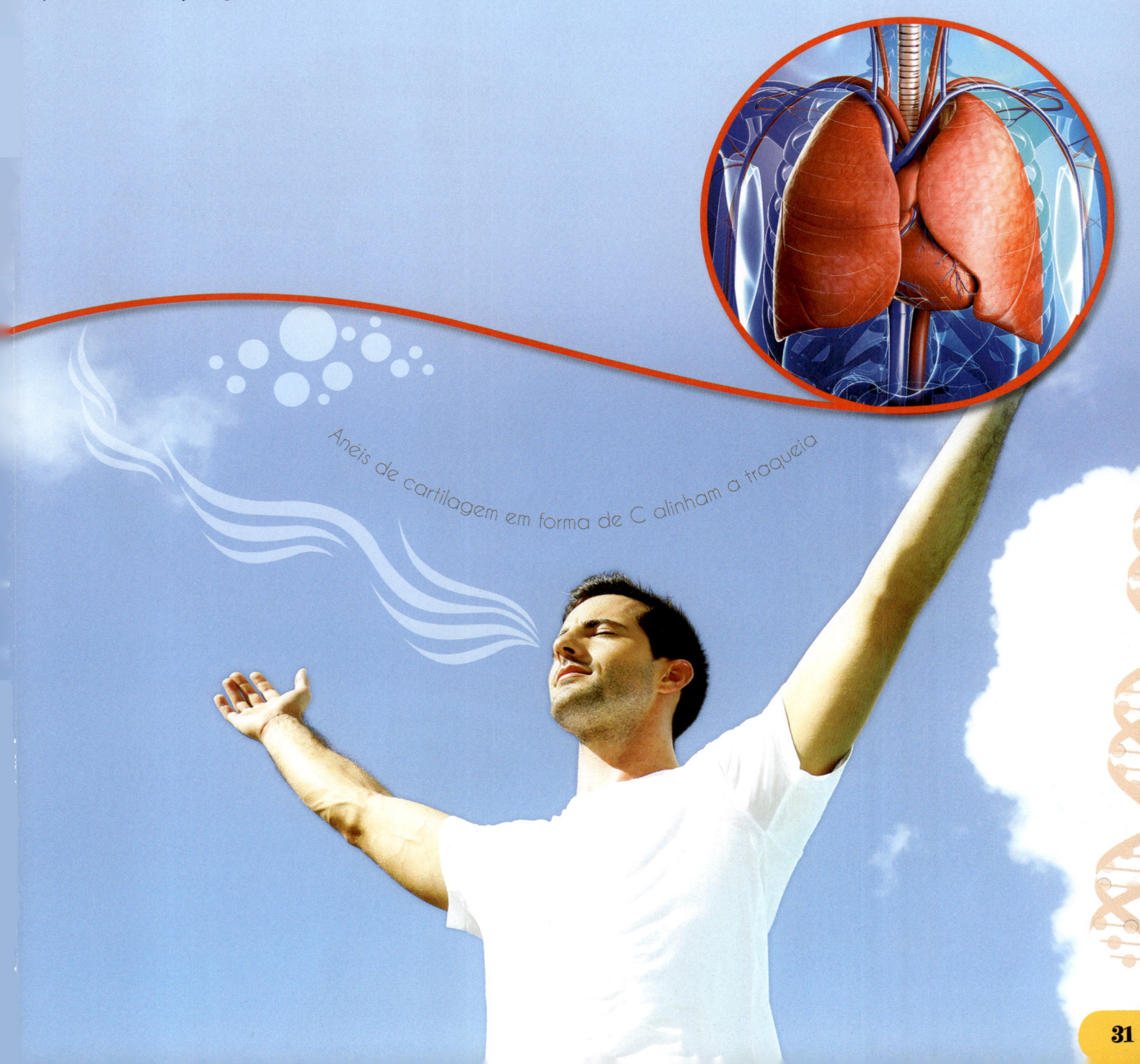

Anéis de cartilagem em forma de C alinham a traqueia

Cada um de nossos pulmões contém milhões de bolsas de ar

Cada um de nossos pulmões contém milhões de alvéolos — pequenas bolsas de ar que se parecem com cachos de uvas. Os grupos de alvéolos são encontrados nas extremidades dos bronquíolos e formam o local onde ocorrem as trocas gasosas. Uma densa rede de vasos capilares que transportam sangue envolve as paredes dos alvéolos. Esse é o local onde ocorre a troca de oxigênio. Os alvéolos inflam e desinflam quando nós inspiramos e expiramos, respectivamente. Caso o recolhimento elástico dos alvéolos esteja comprometido, a expiração se torna uma ação custosa.

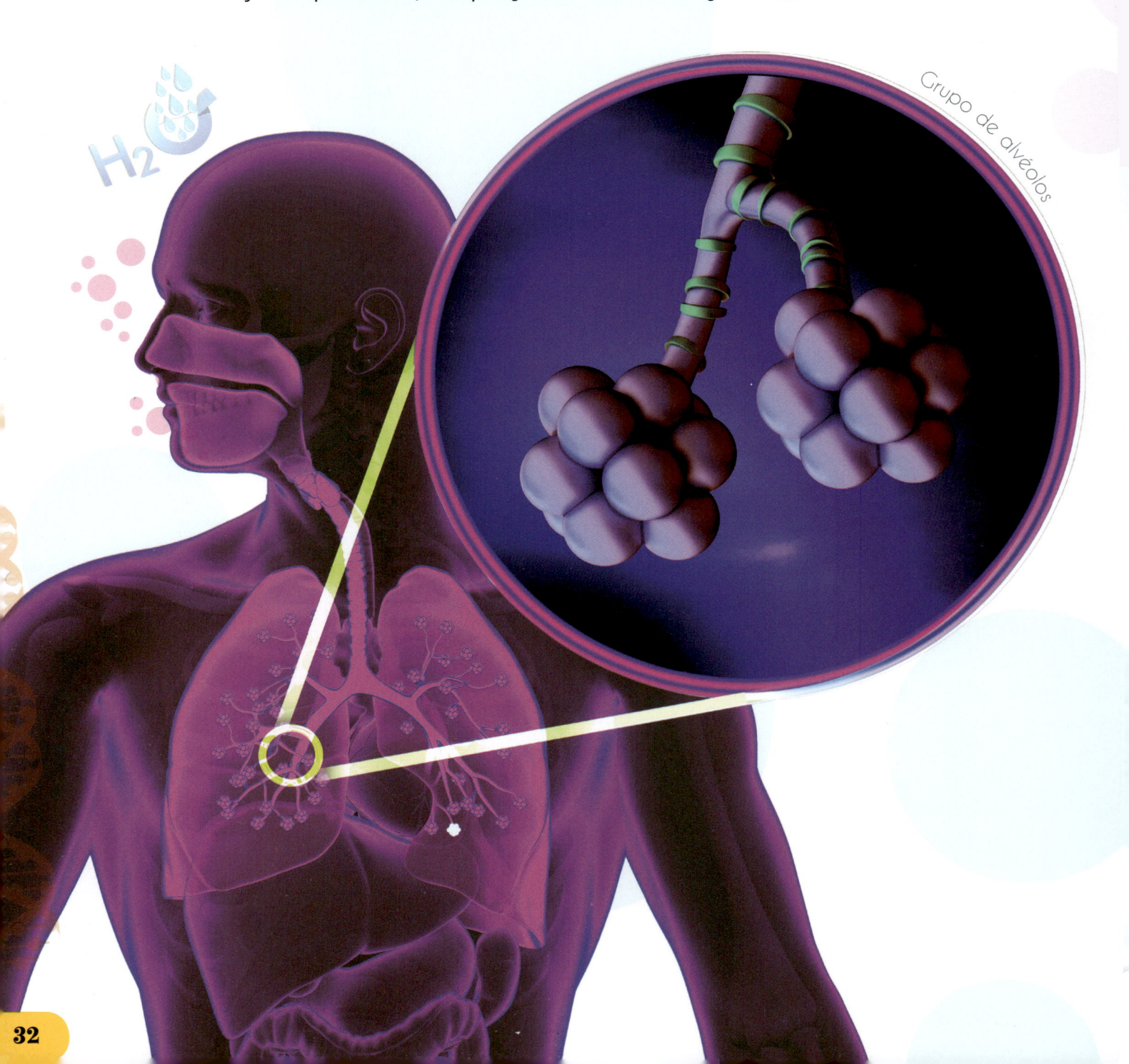

Grupo de alvéolos